DU TRAITEMENT CHIRURG

ET DE SES RÉSULTATS DANS

L'ÉPILEPSIE JACKSONIENNE

TRAUMATIQUE ANCIENNE

PAR

André VERDIER

DOCTEUR EN MÉDECINE

INTERNE DES HOPITAUX DE MONTPELLIER
EX-AIDE DE MÉDECINE OPÉRATOIRE
CHARGÉ DES CONFÉRENCES PRÉPARATOIRES A L'ÉCOLE DE SANTÉ MILITAIRE
DE LYON

MONTPELLIER
IMPRIMERIE FIRMIN et MONTANE
MONTANE, SICARDI ET VALENTIN, SUCCESSEURS
3, Rue Ferdinand-Fabre et Quai du Verdanson
1911

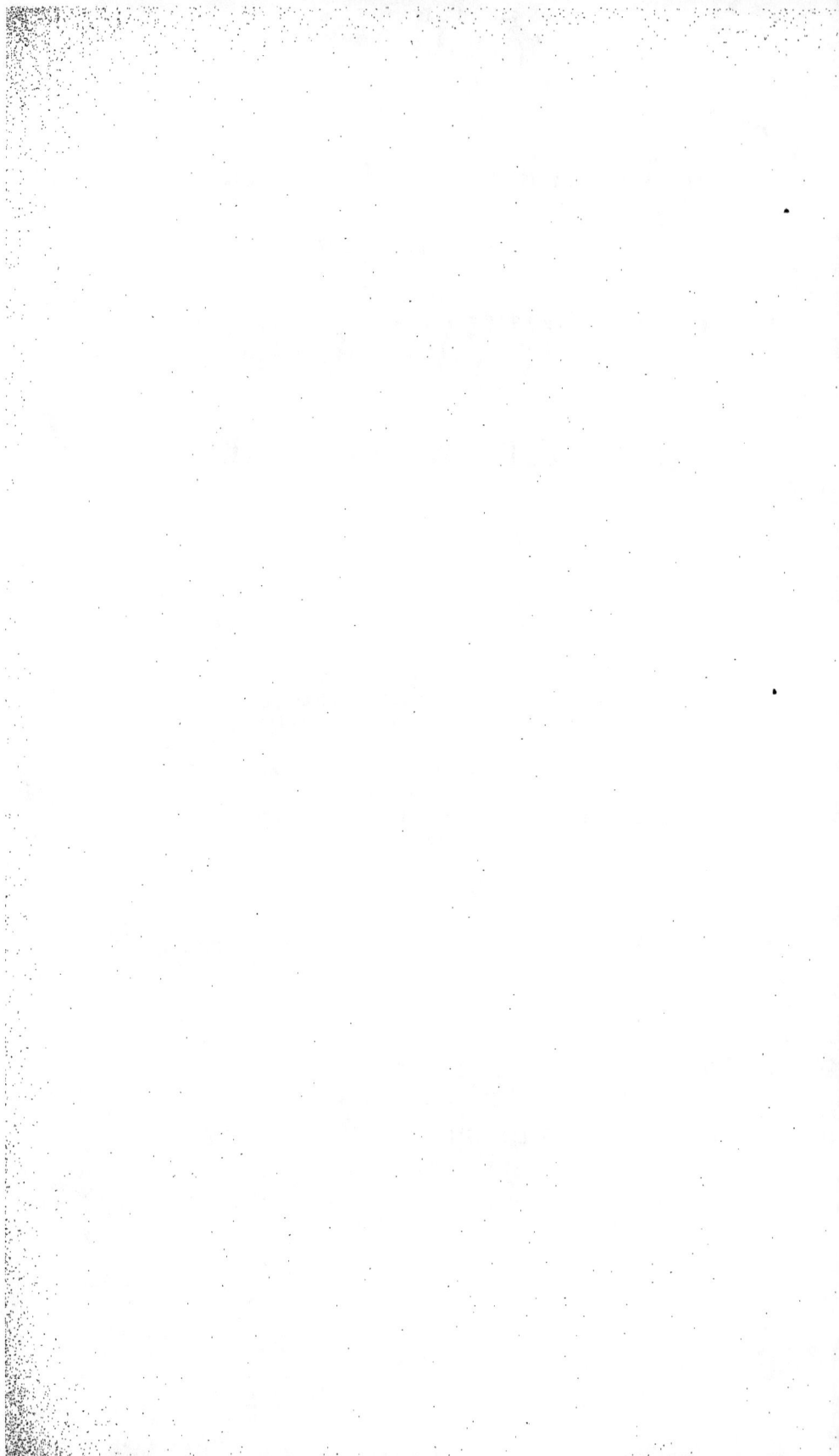

DU TRAITEMENT CHIRURGICAL

ET DE SES RÉSULTATS DANS

L'EPILEPSIE JACKSONIENNE

TRAUMATIQUE ANCIENNE

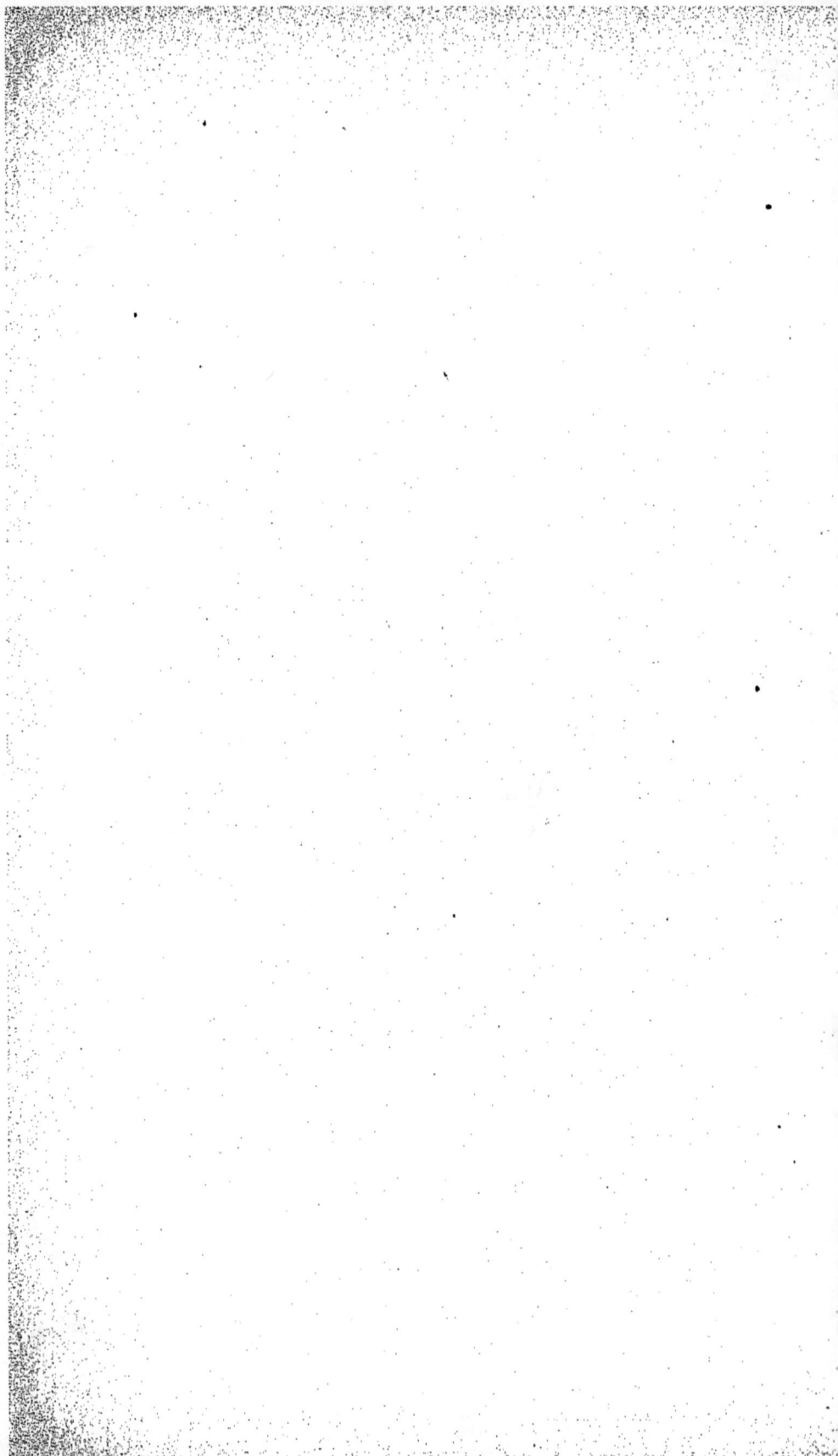

DU TRAITEMENT CHIRURGICAL

ET DE SES RÉSULTATS DANS

L'EPILEPSIE JACKSONIENNE

TRAUMATIQUE ANCIENNE

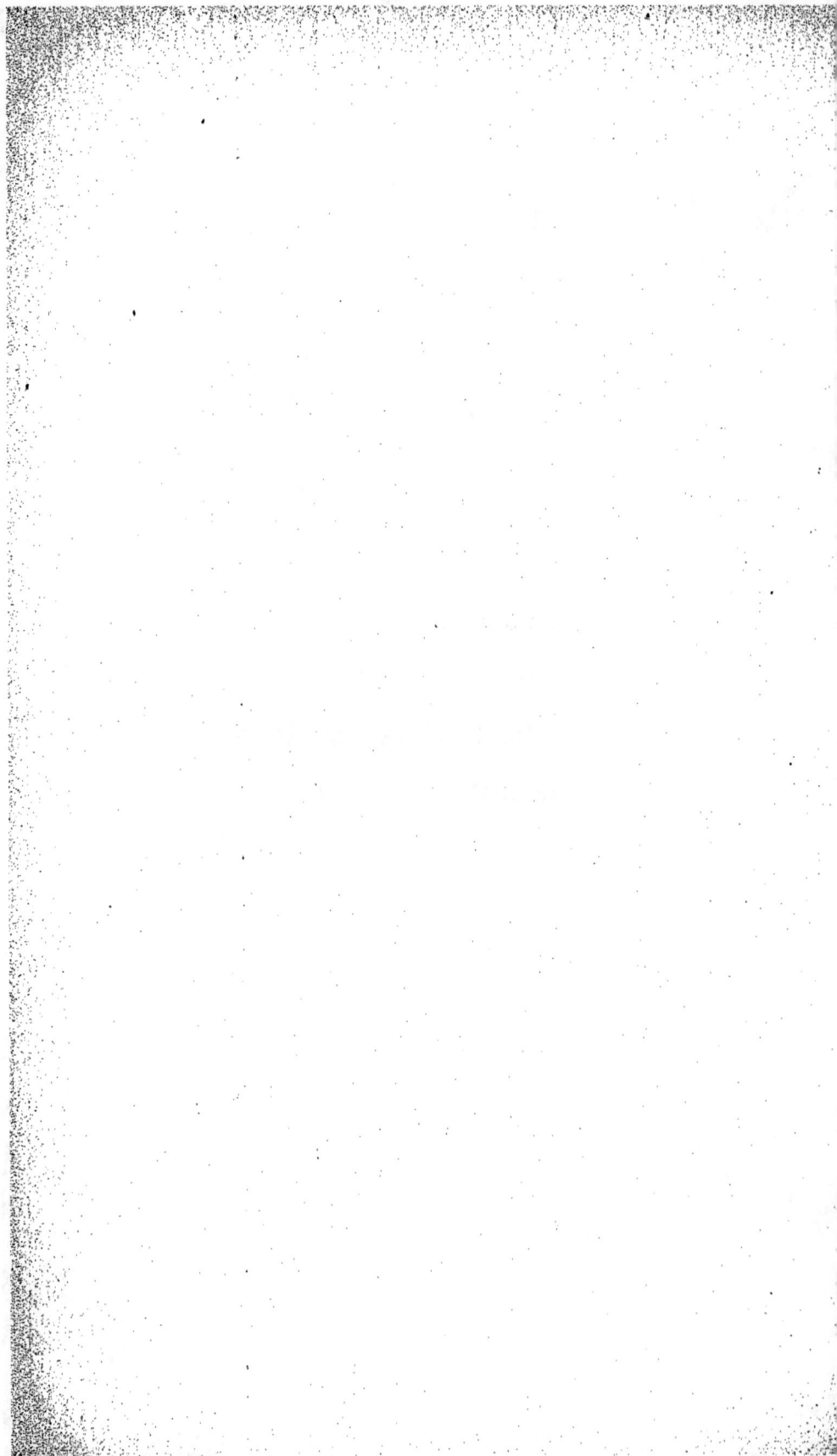

DU TRAITEMENT CHIRURGICAL

ET DE SES RÉSULTATS DANS

L'EPILEPSIE JACKSONIENNE

TRAUMATIQUE ANCIENNE

PAR

André VERDIER

DOCTEUR EN MÉDECINE

INTERNE DES HOPITAUX DE MONTPELLIER
EX-AIDE DE MÉDECINE OPÉRATOIRE
CHARGÉ DES CONFÉRENCES PRÉPARATOIRES A L'ÉCOLE DE SANTÉ MILITAIRE
DE LYON

MONTPELLIER
IMPRIMERIE FIRMIN et MONTANE
MONTANE, SICARDI ET VALENTIN, SUCCESSEURS
3, Rue Ferdinand-Fabre et Quai du Verdanson
1911

A MA FAMILLE

A. VERDIER.

A MES MAITRES DES CONFÉRENCES D'INTERNAT

Monsieur le Professeur RAUZIER
Monsieur le Professeur-Agrégé JEANBRAU
Monsieur le Professeur-Agrégé GAUSSEL
Monsieur le Professeur-Agrégé RICHE

A MES MAITRES DES HOPITAUX

Monsieur le Proffsseur BAUMEL (1906)
Monsieur le Professeur FORGUE (1907, 1911)
Monsieur le Professeur ESTOR (1908)
Monsieur le Professeur-Agrégé VIRES (1909)
Monsieur le Professeur VALLOIS (1909)
Monsieur le Professeur RAUZIER (1910)

Nous les prions d'accepter l'expression
de notre reconnaissance,

A. VERDIER.

DU TRAITEMENT CHIRURGICAL

ET DE SES RÉSULTATS DANS

L'ÉPILEPSIE JACKSONIENNE

TRAUMATIQUE ANCIENNE

INTRODUCTION

Le Traumatisme est l'une des causes les plus fréquentes d'épilepsie jacksonienne. Il suffit, pour s'en convaincre, de parcourir les divers travaux et statistiques parus depuis un temps relativement court sur cette question. Etcheverria réunit 145 cas d'épilepsie de traumatiques. Bergmann signale, sur 8925 blessures à la tête 132 cas d'accès épileptiformes. Graf a donné une statistique de 150 cas. Nous passerons sous silence les travaux de Starr, Mac-Cosh, Schede, Braun, qui tous ont réuni des chiffres importants de cas d'épilepsie jacksonienne. Enfin, plus récemment, Delbet, au Congrès de chirurgie français de 1903, présenta un total de 280 cas.

Devant cette grande fréquence de l'épilepsie traumatique, il n'est pas étonnant que depuis la plus haute antiquité on ait cherché à y porter remède. De fait, l'origine de la trépanation se perd dans la nuit des temps.

Si l'on en croit les travaux de Prunière, de Baye, de Broca, de Chipault, les hommes de l'âge préhistorique, pratiquaient la trépanation. On a découvert, en effet, de nombreux crânes munis de perforations régulièrement faites. Un fait qui paraît confirmer cette hypothèse, c'est que certaines peuplades sauvages de l'Océanie pratiquent de nos jours l'opération du trépan.

Les Grecs connaissaient la trépanation ; ils se servaient de tarières. Hippocrate les remplaça par la couronne coupante, que Celse a très bien décrite.

Au moyen-âge, les médecins trépanaient les malades atteints de convulsions épileptiques ; leur conception pathogénique était, il est vrai, singulière : ils entendaient ainsi « ouvrir les portes à l'esprit, cause des crises ».

Avec Chauliac, Ambroise Paré et Toul, la trépanation entra dans une voie rationnelle.

Au XVII° et au XVIII° siècles on trépana à outrance, malgré les insuccès presque constants signalés à l'Hôtel-Dieu de Paris par Dionis, Tenon, Ponteau et attribués « à l'infection de l'air qui apporte la pourriture sur la dure-mère ». La Faculté de médecine de Montpellier offrait 3.000 livres de rente à un malade pour qu'il se laissât trépaner. Le duc d'Epernon trépanait, nous dit-on, son cocher qui s'était cassé la tête.

Au commencement de XIX° siècle, la trépanation fut presque abandonnée, et malgré les efforts de Bichat, qui donna au trépan sa forme à peu près définitive, malgré Cochez, Larrey, Velpeau et Denonvilliers, non seulement les interventions pour épilepsie, mais la trépanation en général ne résistèrent pas aux attaques de Gama, Malgaigne, Dupuytren, Nélaton.

En 1866, Broca, puis Sédillot en 1870, tentèrent un retour en faveur du trépan. Mais malgré tout la trépanation resta une opération d'exception jusqu'au jour où Bœckel et Lucas-Championnière démontrèrent qu'avec l'antisepsie on n'avait plus les suites opératoires désastreuses des temps jadis.

En 1878 ce dernier chirurgien fit paraître son Etude historique et clinique de la trépanation et démontra que, sous le bénéfice de l'antisepsie, elle était indiquée dans certains cas de lésion de l'écorce grise. Dès lors, elle rencontra de vigoureux défenseurs, Péan, Reynier, Terrier, Lannelongue, etc. König se montra partisan de cette opération et Bergmann écrit son traité. De plus en plus, la technique se perfectionne avec la crâniectomie temporaire de Wagner. Il substitue à l'ancienne trépanation une opération large permettant des explorations complètes, que la scie de Gigli vient encore rendre plus aisée et moins grave.

Progressivement la chirurgie devient plus audacieuse.

Au début on se contenta de trépaner, d'enlever un enfoncement osseux, des esquilles, des exostoses. Et ce n'est qu'en présence d'une lésion bien caractérisée des méninges qu'on s'attaquait à elles.

Mais l'expérience ayant montré que l'aspect normal des méninges pouvait cacher une lésion profonde et que, d'autre part, leur ouverture avait perdu toute gravité, Wiessmann, Demons, Lucas-Championnière proposèrent l'incision systématique de la dure-mère.

Un pas de plus fut fait encore. Guidé par cette idée que la compression cérébrale joue un grand rôle dans les récidives et que la cicatrisation de la dure-mère peut être ainsi une cause de récidive, Kocher conseille l'excision de la dure-mère, établissant ainsi ce qu'il appelle un « ventilenbildun », c'est-à-dire un clapet de sûreté. Chipault conseille de rabattre la dure-mère et la suturer au périoste crânien, ce qui assure la décompression et prévient la formation d'adhérences secondaires en s'opposant à l'écoulement du sang osseux à la surface du cortex et les récidives qui en résultent.

Les interventions sur le cerveau eurent aussi plusieurs phases progressives. On ne s'attaqua d'abord à celui-ci que lorsqu'il paraissait franchement atteint. Puis le danger de laisser inaperçues les lésions sous-jacentes, amène les chirurgiens à explorer et à ponctionner le cerveau.

On remarqua qu'il arrivait souvent que toutes ces explorations étaient négatives et qu'avec un cerveau en apparence sain il y avait cependant des crises épileptiformes. Des chirurgiens, se basant sur les expériences physiologiques qui démontrent que l'extirpation d'un centre moteur cortical empêche la reproduction des convulsions dans le groupe de muscles dépendant du centre cortical, sans cependant amener de troubles paralytiques durables, des chirurgiens proposèrent l'extirpation sur l'homme des centres épileptogènes. Bergmann pratiqua le premier cette excision ; ce fut surtout Horsley qui se fit le promoteur de cette méthode et fut suivi dans cette voie par beaucoup de chirurgiens. Pour déterminer d'une façon précise le centre malade, on se servit d'abord des données d'anatomie topographique, puis de l'excitation faradique des centres.

Après avoir suscité bien des espérances, cette méthode n'a pas donné ce qu'on attendait d'elle ; elle est actuellement bien délaissée, sauf par Krause qui, ces derniers temps, s'en est fait le défenseur.

Telles sont les différentes phases par lesquelles passèrent les interventions pour épilepsie traumatique. L'engouement fut d'abord extraordinaire, on trépana à outrance, et comme à l'aurore de toute thérapeutique, les résultats publiés furent très brillants. L'école allemande surtout se signala par l'optimisme de ses résultats ; elle produisit des statistiques avec 66 ou 70 pour 100 de guérisons. Mais il fallut en rabattre ; par la suite il fut démontré que les guérisons ne pouvaient être enregistrées qu'après une observation d'une certaine durée, que Braun fixa à 3 ans et Horsley à 5. Mieux et plus longtemps suivies, on vit les récidives se reproduire nombreuses. Graf et Braun démontrèrent le peu de précision des statistiques et réduisirent le taux des guérisons à 4 pour 100.

Une conception différente se fit jour, bientôt adoptée par tous, c'est que le véritable traitement chirurgical de l'épilepsie traumatique est un traitement préventif ; c'est-à-dire la trépanation d'urgence et presque systématique après toutes les fractures du crâne.

Dans notre travail nous avons laissé de côté l'épilepsie traumatique essentielle, et bien qu'il soit souvent difficile de différencier ces deux épilepsies, nous avons uniquement étudié l'épilepsie partielle traumatique, et cela pour la raison suivante : c'est que, sauf pour les cas où l'épilepsie essentielle éclate immédiatement après le traumatisme, il est difficile de faire la part de ce qui revient au traumatisme et de ce qui revient à la diathèse épileptogène. D'autant que presque toutes ces épilepsies essentielles traumatiques présentent dans leurs antécédents une hérédité névrosique ou alcoolique. Comment, dans ces conditions, étudier la valeur réelle de l'intervention chirurgicale. Au contraire, l'épilepsie partielle, avec ses lésions limitées, survenant chez des sujets sains de toute hérédité, se prête très bien à des recherches sur la valeur de la thérapeutique chirurgicale à elle appliquée.

Après avoir rapidement cité les diverses lésions provocatrices d'épilepsie, nous avons passé en revue, dans un second chapitre, les divers traitements chirurgicaux.

Dans un troisième chapitre nous avons étudié les résultats opératoires à plusieurs points de vue :

1° La mortalité opératoire ;

2° L'influence possible de la trépanation sur l'aggravation ou la production des crises d'épilepsie ;

3° Les effets curatifs de l'opération.

Dans ce dernier paragraphe nous avons examiné : 1° les résultats globaux des statistiques ; 2° les résultats des opérations, pratiquées pour chaque groupe de lésions ; nous avons ainsi établi entre celles-ci une échelle de gravité ; 3° nous avons étudié la valeur des guérisons apportées, valeur basée surtout sur leur durée ; 4° avant de porter un jugement définitif sur la valeur thérapeutique de l'opération, nous avons cherché à déterminer la cause des insuccès et cherché à établir si ces causes étaient profondes et irrémédiables.

CHAPITRE PREMIER

ANATOMIE PATHOLOGIQUE

Avant d'étudier les procédés opératoires utilisés contre l'épilepsie jacksonienne, il est nécessaire de connaître, pour les bien comprendre, les différentes lésions créatrices d'épilepsie qu'on est appelé à rencontrer au cours des diverses interventions.

On peut, avec Etcheverria, diviser ces lésions en 4 groupes : péri-crâniennes, crâniennes, méningées et encéphaliques.

1° LÉSIONS PÉRI-CRANIENNES. — Elles consistent en cicatrices adhérentes ou non, parfois extrêmement douloureuses, dont la pression serait quelquefois susceptible de provoquer une attaque épileptique.

2° LÉSIONS CRANIENNES. — Diverses lésions ont été observées : épaississement et vascularisation anormale du périoste très adhérent à l'os, lésions d'ostéite avec fistule suppurante, enfoncement de la paroi crânienne, esquilles irritant les méninges ou le cerveau, épaississement et éburnation plus ou moins étendus de l'os, hyperostoses limitées à la table interne. Dans des cas très rares, l'os aminci est réduit à une mince lame; d'autres fois, il y a perte de substance de la paroi crânienne et la peau adhère à la dure-mère (Chavasse, Bergmann).

3° LÉSIONS MÉNINGÉES. — Ces lésions peuvent être : entre la dure-mère et l'os, dans la dure-mère, dans l'arachnoïde, dans la pie-mère.

Entre l'os et la dure-mère, on trouve des kystes sus-dure-mériens, reliquats de foyers hémorragiques ; ces kystes furent éudiés par Villar et Chagnolleau. Villar en a réuni 5 cas opérés plusieurs années après le traumatisme.

Du côté de la dure-mère, on note : des épaississements, son pincement dans une fissure osseuse, une vascularisation anormale, des adhérences intimes à l'os, des modifications d'aspect, qui consistent en traînées blanchâtres, reliquat d'une inflammation chronique.

A signaler encore des adhérences à la pie-mère, adhérences parfois très riches en vaisseaux (pachyméningite hémorragique) et des kystes, soit sanguins, soit séreux, dont la dure-mère forme la paroi externe (kyste sous dure-mérien).

Du côté de l'arachnoïde, on trouve quelquefois de l'œdème (Tillmann, au Congrès de Berlin, 1908, en a présenté 6 cas).

Du côté de la pie-mère, ce sont : de l'œdème, des épaississements, des adhérences au cerveau, une vascularisation anormale et des kystes déjà cités.

4° LÉSIONS ENCÉPHALIQUES. — Elles peuvent siéger au niveau du traumatisme ou, au contraire, en un point éloigné. Ce sont : des foyers de ramollissement, conséquences d'altérations vasculaires, contemporaines du trauma ou consécutives.

Des pertes de substance pouvant aboutir à la formation

de cavités pseudo-porencéphaliques (Landouzy et Labbé, Jaboulay), surtout fréquentes chez les enfants.

Des kystes séro-hématiques (Tilmann-Schanck), plus ou moins profonds, pouvant atteindre la grosseur d'une mandarine, des abcès.

Des formations cicatricielles (Villar, Bordeaux 1900 ; Jaboulay, Combe, Lyon 1898), d'aspect variable, tantôt diffuses, tantôt circonscrites, déprimées ou saillantes, ou d'aspect kystique. Tilmann (Congrès de Berlin, 1910) a signalé de petites cicatrices multiples secondaires à des hémorragies punctiformes.

Dans certains cas, ces lésions sont en relation avec la présence d'un corps étranger ou de projectiles.

A côté de ces cas, à lésions macroscopiques, qui sont de beaucoup les plus nombreux, puisque sur 267 cas Tilmann en relève 232, il en est d'autres où l'on ne trouve aucune lésion appréciable à l'œil nu. L'examen microscopique de la substance cérébrale enlevée de parti-pris, suivant la méthode de Horsley, fut parfois négatif, tandis que dans d'autres cas il démontra des lésions histologiques, dégénérescence de cellules pyramidales et sclérose névroglique.

Ajoutons que ces diverses lésions anatomiques s'accompagnent toutes d'une hypertension du liquide céphalo-rachidien, mise en évidence, soit par les opérations, soit par la ponction lombaire.

CHAPITRE II

DU TRAITEMENT OPÉRATOIRE

Le traitement de l'épilepsie jacksonienne ne peut être qu'un traitement chirurgical. Comment, en effet, envisager comme curatifs les divers traitements médicaux proposés contre l'épilepsie : bromure, adonis vernalis, santonine, chloral, sulfonal, borax, amylène, voire même l'extrait de substance cérébrale. Dans les divers cas où ces agents ont été employés, on note bien quelques accalmies dans la reproduction des crises, mais dans aucun cas, il n'y a eu de guérison définitive.

Le traitement chirurgical peut être palliatif ou curatif.

Traitement palliatif

C'est à la ponction lombaire que l'on s'adresse ; cette méthode, proposée par quelques chirurgiens, est basée sur cette constatation que toutes les lésions productrices d'épilepsie jacksonienne s'accompagnent toutes d'hypertension. En supprimant l'hypertension, on diminue d'autant la compression cérébrale, un des facteurs les plus importants des crises épileptiques ; mais on ne supprime pas l'irritation constante causée par ces lésions, ni les

troubles circulatoires, ni enfin les lésions cérébrales qui
peuvent exister.

Si, d'ailleurs, on étudie les résultats, on voit que, tandis
que la ponction lombaire a pu donner des résultats dans
les fractures du crâne récentes et faire disparaître certains
accidents dus à la compression cérébrale (Tuffier et Rochard) ; ses effets dans les traumatismes anciens ont été
nuls ou de courte durée.

La ponction lombaire n'a donc qu'une très légère valeur
au point de vue palliatif ; reste le traitement chirurgical curatif rationnel, qui est la trépanation du crâne, puisqu'il permet de s'attaquer directement à la cause des
accidents.

Traitement curatif

Indication de l'intervention. — En principe, toute épilepsie partielle consécutive à un traumatisme doit être opé-
rée, c'est le seul moyen de guérison qui existe ; il doit être
tenté, même dans l'état comateux qui succède aux crises
subintrantes d'épilepsie.

Certains auteurs ont admis comme contre-indication
l'état de débilité et dégénérescence mentale dans lesquels
les lésions qui provoquent l'épilepsie ont fait tomber le malade ; il vaut mieux, en effet, s'abstenir chez les épileptiques idiots qui, guéris de leur épilepsie, conserveraient leur
idiotie, sans compter les complications opératoires toujours à redouter par suite de l'indiscipline de ces malades.

L'existence de contractures est-elle une seconde contre-
indication. D'après les idées admises la contracture étant
fonction de dégénérescence des faisceaux pyramidaux, il
semble que l'intervention soit inutile en présence d'une

2

lésion sur laquelle nous ne pouvons avoir aucune action. Mais, des observations nombreuses, particulièrement celles présentées par Chipault, il résulte que cette interprétation de la contracture est fausse, car nombreux sont les cas où on l'a vue diminuer et même disparaître à la suite d'une trépanation. La contracture ne peut donc être considérée comme une contre-indication.

Époque de l'intervention. — A quelle époque doit-on intervenir ? A une date aussi rapprochée que possible du début de l'épilepsie. Plus on attendra et plus on laissera progresser et augmenter les lésions productrices d'épilepsie et se développer dans le cerveau cette tendance épileptique sur laquelle nous aurons à revenir, qui fait que, la lésion supprimée, l'épilepsie continue.

Détermination du lieu d'application du trépan. — Cette détermination se base d'une part sur les localisations cérébrales, grâce auxquelles on peut, d'après un groupe de symptômes, soupçonner une lésion d'un point de l'écorce et d'autre part sur la topographie crânio-cérébrale, qui permet d'établir une relation exacte entre certains points de repère crâniens et les principaux sillons ou circonvolutions.

La topographie crânio-cérébrale est parfaitement connue ; nous n'y insisterons pas et renvoyons aux livres de technique pour l'étude des procédés de Broca-Championnière ou de Poirier.

La détermination des circonvolutions atteintes est basée sur :

1° L'existence de signes physiques relevés sur le crâne : cicatrice, enfoncement, point douloureux, dont la pression provoque la crise épileptique.

2° Sur les particularités de l'attaque convulsive, c'est-à-dire sur la détermination du groupe musculaire par lequel commence la crise (signal symptôme), cette constatation, permettant de localiser la lésion dans tel ou tel centre cortical.

Ce signe aurait une grande et très suffisante portée si la valeur localisatrice de l'épilepsie jacksonienne était tenue comme aussi rigoureuse que par le passé.

Mais bien des objections, basées sur des faits contradictoires, ont été apportées, détruisant les données anciennes.

Dans une séance de l'Académie de Médecine de 1901, Dieulafoy s'éleva contre la valeur localisatrice de l'épilepsie jacksonienne ; il s'appuyait sur l'observation suivante :

Un homme de 45 ans avait présenté de l'épilepsie jacksonienne à type brachial ; à son autopsie, on ne trouva rien dans la zone rolandique, mais on découvrit une tumeur occupant la partie antérieure des première, deuxième circonvolutions frontales. Dans la même séance, il rapportait plusieurs faits analogues.

Un cas de Lejeune : épilepsie droite pour abcès ancien occupant les deux lobes frontaux.

Un cas de Rendu : épilepsie avec lésions éloignées de la zone rolandique.

Un cas de Pitres : épilepsie par tumeur occupant le tiers postérieur de la seconde circonvolution frontale.

Un cas de Chipault : épilepsie jacksonienne avec gliome de la deuxième frontale.

Il existe dans la littérature médicale bien d'autres exemples. Hertz, Ménétrier et Rollet ont apporté des observations tout aussi probantes.

Les travaux de Vernecke, Nothnagel, Oppenheim avaient déjà démontré l'insuffisante précision du syndrome épilepsie jacksonienne.

Charcot et Pitres avaient déjà soutenu que si les lésions
provocatrices de l'épilepsie jacksonienne peuvent siéger
sur la zone motrice, elles peuvent se localiser en dehors
de cette zone à une distance plus ou moins grande.

Les chirurgiens ont été, eux aussi, dans leurs interventions sur l'encéphale, souvent déçus sur la valeur du
syndrôme épilepsie. Lucas-Championnière et Tuffier ont
apporté bien des cas opératoires où l'on ne trouva aucune
lésion sur la zone motrice.

L'épilepsie jacksonienne n'indique donc pas fatalement
une lésion de la zone corticale ; tout ce qu'on peut être au-
torisé à dire, c'est qu'elle traduit une excitation de la cor-
ticalité à point de départ plus ou moins éloigné, ainsi que
le démontrent les expériences de Laborde, excitant les
centres moteurs à distance par un courant électrique.

Quant à créer divers types d'épilepsie jacksonienne suivant le siège de la lésion, épilepsie basilaire, occipitale,
frontale, comme le voulaient Dieulafoy et Chipault, on ne
peut y penser, car toutes les crises d'épilepsie jacksonienne
quelle que soit leur source, se ressemblent et sont exac-
tement superposables ; rien ne les différencie, et cela est
logique, puisqu'elles ne sont toutes que la traduction d'une
irritation rapprochée ou lointaine des centres rolandiques.

De tous ces faits, quelle conclusion tirer ? Le chirurgien
doit-il faire abstraction absolue du signe épilepsie et agir
comme s'il n'existait pas ? Il nous a semblé que cette conduite serait par trop rigoureuse, et que si l'épilepsie jacksonienne n'est plus un guide absolument sûr, il ne faut pas
non plus la dédaigner complètement.

Tout d'abord, bien des observations sur lesquelles se sont
appuyés les auteurs pour combattre la valeur du syndrome
épilepsie sont des observations de tumeurs cérébrales. Or,
tous les cliniciens ont tenu en juste suspicion la valeur de

localisation topographique des tumeurs cérébrales. Hitzig disait : « On ne doit pas oublier que dans la destruction d'une partie de l'écorce par un abcès ou quelque néoplasme, des faisceaux de fibres tout à fait étrangers à cette région et passant à proximité peuvent être irrités par le néoplasme et déterminer ainsi des phénomènes spasmodiques sur des territoires musculaires dont les centres corticaux n'ont en effet, subi aucune altération ». (Soury, *Système nerveux central*, I, p. 617).

· Plus près de nous, Charcot et Pitres posent cette seconde règle de la méthode anatomo-clinique : « Rejeter comme impropres à l'étude des localisations cérébrales tous les cas de lésions multiples ou diffuses de méningites, d'encéphalite, d'hémorragies méningées, de tumeurs dans lesquels les phénomènes d'irritation de voisinage ou de compression à distance s'associant aux effets de la destruction limitée des centres nerveux, ont provoqué des réactions complexes, dont le point de départ ne peut pas être uniquement cherché dans la lésion révélée par l'examen nécropsique. »

En second lieu, à toutes les observations citées comme contraires à la théorie des localisations cérébrales, on peut reprocher un examen histologique insuffisant. Lucas-Championnière admet que dans le cas de Dieulafoy, il est infiniment probable que la trépanation eût montré un état congestif très prononcé, un tissu arachnoïdien tendu par le liquide, modifications dont les traces ne persistent pas après la mort, mais qu'il a trouvées nombre de fois au cours de ses trépanations.

Souvent, l'examen microscopique peut révéler des lésions secondaires aux tumeurs cérébrales. Saqui (Paris, 1899), a démontré que les plus fréquentes de ces lésions sont des hémorragies et des ramollissements ; parfois, il s'agit de foyers d'encéphalite. Ces lésions, non seulement peuvent être la cause d'un certain nombre de symptômes, mais elles peuvent quelquefois intervenir à elles seules dans l'éclosion de la symptomatologie.

Parfois, les altérations morbides sont moins grossières, importantes plus par leur siège que par leur volume ; elles échappent facilement à l'examen ; il faut l'aide du microscope pour les découvrir.

Dans d'autres cas, la lésion est encore plus fine, plus discrète, et il faut faire appel aux méthodes les plus délicates de l'histologie pour la mettre en évidence.

Angiolella (*Ann. di Neurologia*, 1898), dans un cas d'épilepsie par lésions des os frontales gauches, a trouvé par la méthode de Nissl des lésions cellulaires diffuses dont relevait l'épilepsie.

Ainsi, malgré leur apparence, les observations publiées comme contraires à la doctrine des localisations cérébrales ne sont rien moins que concluantes.

Au contraire, bon nombre de cas peuvent être cités où, dans le cas d'épilepsie jacksonienne, la lésion s'est trouvée rolandique ou para-rolandique.

Les observations de Chipault (*Gazette des Hôpitaux*, 1902), de Seppelli (*Riforma Medica*, 1902), sont assez démonstratives. Rome (Thèse Lyon 1907), sur une statistique de 100 cas d'épilepsie jacksonienne, a trouvé 140 cas révélant des lésions siégeant aux centres moteurs. Dans 22 cas, la lésion était située en avant ou en arrière des circonvolutions rolandiques. Dans 28 cas seulement, la trépanation resta négative.

De cet ensemble de faits contradictoires, quelle conclusion pratique peut-on tirer ? Il semble que si le syndrôme épilepsie n'est plus un signe absolument certain, on peut cependant se laisser guider par lui, comme l'a formulé Pitres : « Quand l'épilepsie jacksonienne se présente avec des caractères nets, quand l'aura motrice est bien localisée, quand les convulsions se propagent lentement de la périphérie vers le centre, quand le malade assiste conscient à leur origine et à leur évolution, quand surtout elles s'accompagnent de monoplégies pures ou associées persistantes, il y a beaucoup de chances qu'on soit dans le vrai en diagnostiquant une lésion localisée siégeant dans le centre cortical correspondant aux muscles primitivement convulsés ou à son voisinage immédiat. »

Donc, étant donnée, dans l'épilepsie jacksonienne, la présence fréquente, rolandique ou para-rolandique, des lésions, on peut, sous le couvert d'une large crâniectomie, ainsi que le conseille Lucas-Championnière, espérer atteindre celles-ci, surtout lorsque, associées à la crise d'épilepsie, existent des lésions paralytiques.

Il reste maintenant à envisager les règles qui doivent, dans les différents cas, présider au choix du point de trépanation. Il faut, avec Broca et Maubrac, envisager plusieurs hypothèses.

1° Il y a concordance entre le signal symptôme et le signe extérieur. La conduite n'est pas douteuse : c'est au niveau du signe extérieur que la trépanation doit être faite, en choisissant, si ce signe est assez étendu, le point qui correspond plus spécialement à l'aura ;

2° Le signe extérieur fait défaut, mais le signal symptôme est net. Dans ce cas, c'est le signal-symptôme qui devra guider le lieu d'application du trépan ;

3° Il n'y a pas de concordance entre le signal-symptôme et le signe extérieur. Par exemple, il existe une cicatrice occipitale et des troubles fonctionnels tendant à faire localiser les lésions dans la zone rolandique. Dans ces cas, il faut mettre en parallèle la valeur respective du signe extérieur et celle du signal symptôme et choisir entre les deux.

On peut admettre deux cas :

a) Les signes fonctionnels sont très nets (convulsions localisées et surtout paralysies).

Il faudra se laisser guider par eux et trépaner sur les centres lésés. C'est ce que fit Porter (*Med. News*, 1890) chez un malade dont le traumatisme avait porté sur la région occipitale gauche et qui présentait des convulsions débutant par les doigts de la main droite. Porter, sans s'occuper de la cicatrice, trépana sur la région rolandique gauche et améliora son malade.

De même, Demons (Premier Congrès français de Chir., 1885), sans tenir compte d'une dépression crânienne gauche, trépana à droite parce que les lésions débutaient et étaient localisées à gauche et trouva un foyer de ramollissement cérébral, qu'il excisa.

Par contre, Mac Burney (in *Starr, Chirurg. de l'encéphale*, p. 37, traduction Chipault), chez un malade à crises épileptiformes à aura visuelle, trépana au niveau d'une dépression osseuse et trouva les méninges et le cerveau sains.

b) Il y a un signe extérieur de grande valeur, tel qu'un enfoncement marqué, ou bien une cicatrice dont la pression provoque des crises épileptiques. Dans ces cas, il sera préférable de trépaner sur le signe extérieur, surtout si les signes fonctionnels ne sont pas très nets. On en sera quitte, si l'opération ne donne rien, pour trépaner ensuite au niveau du centre qui paraît commander les crises épileptiques.

Rome a réuni, dans sa thèse, 20 opérations de ce genre, où l'opération faite sur cicatrice située plus ou moins loin

des centres, a montré chaque fois des lésions des méninges
et de l'écorce.

4° Il n'existe ni signal-symptôme, ni signe extérieur :
il faudra se méfier des épilepsies névroses provoquées par
le traumatisme ; si l'on se décide à trépaner, ce sera au
niveau de la zone rolandique du côté où l'étude très minu-
tieuse des crises pourra faire soupçonner la lésion. Si
rien, dans le caractère des crises, ne permet de choisir le
point à opérer, il faudra se laisser guider par les renseignements obtenus sur le traumatisme et le point où il a
porté.

En présence des difficultés fréquentes que peut rencontrer le chirurgien dans son diagnostic topographique, d'autres moyens ont été cherchés.

Nous ne citerons que pour mémoire certains procédés
d'exploration physique, tels que la percussion méthodique
du crâne. Ce procédé, préconisé par Mac Ewen et Bruns,
pourrait, d'après ces auteurs, déceler un amincissement du
crâne par la perception d'un son tympanique ou même
d'un bruit de pot fêlé. Knupp, récemment (*Munch. Med.
Woch.*, 1908), a cru trouver une différence dans la percussion entre les deux côtés du crâne. Quoi qu'il en soit, ce
procédé est bien imparfait et, de plus, dangereux, puisque
la percussion a pu provoquer à elle seule des crises d'épilepsie.

On a proposé aussi, comme moyen de diagnostic dans les
cas douteux, la ponction du cerveau à travers le crâne.
Oppenheim a pu ainsi déterminer l'existence de kystes.
Ascoli (*Riforma Medica*, 1907) en a précisé la technique :
on perfore le crâne au moyen d'un petit foret mu par un
moteur à pédale ou électrique. Par l'ouverture, on intro-
duit une aiguille exploratrice à la profondeur où l'on veut.

Ce moyen d'exploration, d'ailleurs peu usité, est aveugle et dangereux. Ascoli lui-même reconnaît qu'il ne donne pleinement des résultats que lorsque le diagnostic topographique a été déjà fait et bien fait ; il n'aurait donc qu'un rôle de confirmation du diagnostic.

Il est un autre procédé, moins dangereux et plus fidèle, qui peut, lui aussi, rendre de grands services dans le choix du lieu de l'intervention : c'est la radiographie. Malheureusement, les cas où elle peut arriver à déceler une lésion sont assez limités. Elle a été surtout employée dans le cas de corps étrangers, pour déterminer le siège d'une balle ou d'une hypérostose.

Schuller (Wiener med. Wochn., 1908) a apporté un certain nombre de cas où la radiographie a pu préciser l'existence de lésions de la voûte.

Dans deux cas d'épilepsie partielle, la radiographie montra une perte de substance crânienne due à un traumatisme de la voûte.

Chez un homme de 36 ans, ayant reçu antérieurement un coup de massue dans la région temporale, la radiographie montra une fracture anguleuse de l'os frontal.

On peut aussi déceler des esquilles, mais pas toujours. Ainsi, chez un malade de Frédet, une grosse esquille ne put être reconnue par la radiographie avant l'opération.

TECHNIQUE OPÉRATOIRE

Le manuel opératoire, au moins pour certains de ses temps, varie avec les lésions. Comme il est impossible de le prévoir, ce n'est qu'au cours de l'intervention que l'on saura ce qu'il convient de faire.

L'intervention peut rester limitée aux parties molles. — Il faut se comporter ainsi quand on se trouve en présence d'une épilepsie réflexe. On pourra soupçonner cette variété d'après le mode de début des crises que provoque une pression ou irritation quelconque d'une cicatrice douloureuse. Cette variété est d'ailleurs très rare, et Delbet, dans sa statistique de 280 cas d'épilepsie, n'en a relevé qu'un cas, et très discutable.

La conduite à tenir ici est d'agir sur la cicatrice avant de pratiquer la trépanation. On fera l'excision de la cicatrice et la suture des deux bords de la plaie. On transformera ainsi une cicatrice irrégulière et douloureuse en une linéaire et insensible.

En cas d'échec, il sera toujours temps d'intervenir d'une manière plus complète, comme on le fait dans l'épilepsie traumatique non réflexe.

Cette dernière intervention curative comprend trois phases distinctes :

1° L'ouverture du crâne ; 2° l'exploration et le traitement des lésions ; 3° la fermeture de la plaie.

Nous serons très bref sur la description de la première phase, car tous les procédés opératoires sont parfaitement bien décrits dans les livres de technique.

La deuxième phase est, au contraire, de beaucoup la plus importante, et c'est sur elle que nous insisterons.

I. OUVERTURE DU CRANE. — L'opération varie, suivant que l'opération crânienne est définitive ou temporaire, suivant qu'on agit par simple ablation de rondelles osseuses (crâniectomie) ou par formation d'un volet ostéo-cutané rabattu sur sa base (crâniectomie à lambeau). Ce deuxième procédé est actuellement le procédé de choix, car il permet de plus larges et plus complètes explorations du cerveau.

Nous allons toutefois décrire succinctement les deux procédés.

1° *Crâniectomie.* — L'incision de la peau sera faite en fer à cheval, de façon à faire un lambeau nourri par son pédicule inférieur.

Au moyen du trépan, on ouvre une brèche dans le crâne. Cette ouverture faite, on l'agrandit ; l'agrandissement est soit continu, soit discontinu.

Dans l'agrandissement continu, on rogne sur les bords osseux de l'orifice. Pour ce, on peut se servir du trépan, et l'on disposera des couronnes subintrantes, dont les circonférences se croiseront mutuellement et régulièrement. On peut aussi se servir de la pince-gouge, du ciseau, qui taillent, morceau par morceau, dans la table osseuse. On peut aussi employer la pince-trépan de Farabeuf.

Dans l'agrandissement discontinu, on creuse à la périphérie du futur lambeau osseux trois ou quatre orifices, qui ne doivent pas être distants de plus de 5 centimètres, puis on les réunit en sectionnant les travées intermédiaires, cette section pouvant être faite de différentes façons.

Cette opération est longue, shockante, et ne donne pas un orifice suffisamment large ; pour cette raison, on a de plus en plus recours à la seconde intervention.

2° *Crâniectomie à lambeau.* — Cette opération, imaginée par Chalot en 1886 et réalisée par lui sur le cadavre, fut exécutée pour la première fois sur le vivant par Wagner en 1889.

On taille un lambeau interne en fer à cheval ; lorsqu'on se propose de sacrifier l'os, il faut tailler ce lambeau beaucoup plus grand que ne sera la brèche osseuse. De cette manière, si une hernie cérébrale se produit et tend à disjoindre la suture, le cerveau reste protégé et n'apparaît pas dans la ligne de désunion.

Si l'on veut faire une crâniotomie temporaire, on se

borne à ruginer la surface osseuse selon le contour de l'incision ; si, au contraire, on veut faire une crâniectomie définitive et enlever le panneau osseux, il faut décoller le lambeau cutané de la surface osseuse sous-jacente.

Perforation de l'os : On perce, avec le **trépan de Doyen**, 5 à 6 orifices, d'abord en se servant du perforateur, auquel on substitue une fraise, qui agrandit les orifices déjà faits et ne risque pas de blesser la dure-mère, à cause de sa forme sphérique. Martel a proposé l'usage d'un trépan créé par lui, qui mettrait absolument à l'abri de toute échappée dans la profondeur.

Section des points osseux : Les orifices de perforation une fois creusés , entre eux se trouvent des segments de paroi, qu'il faut sectionner pour que le volet ostéo-cutané puisse être constitué.

Cette section peut être faite par divers instruments : trépan, pinces coupantes de Liston, ciseau et maillet, scies électriques. Mais le procédé de choix est celui où on emploie de la scie de Gigli, ou scie-fil. Cette scie est « un fil d'acier fileté, au pas-de-vis extrêmement fin, terminé à chaque extrémité par une anse servant à fixer les deux poignées. Ce fil, ainsi cannelé, agit à la manière d'une scie, avec la plus grande rapidité » (Roqueplo, th. Montpellier, 1906).

Cet instrument, imaginé par Gigli en 1893, ne fut employé que beaucoup plus tard pour les interventions crâniennes. Obalinsky et Braatz à l'étranger, M. le professeur Forgue en France, furent les premiers à l'employer dans la crâniotomie.

Pour sectionner au moyen de la scie de Gigli les points osseux, situés entre les différents orifices de perforation, on passe celle-ci d'un trou à l'autre ; dans ce trajet entre le crâne et la dure-mère, la scie, trop souple pour l'accomplir elle-même, est guidée par un conducteur. Il y a différents conducteurs (de Marion, de Martel, de Braatz).

A un moment donné le lambeau osseux ne tient plus que par un point qui répond au pédicule du lambeau cutané. Ce point de substance osseuse est sectionné partiellement de la profondeur vers la superficie et fracturé ensuite au moyen de la rugine insinuée sous l'un des bords du lambeau. Ce dernier est alors complètement rabattu.

II. EXPLORATION ET TRAITEMENT DES LÉSIONS. — La conduite du chirurgien variera essentiellement, suivant les lésions.

Lésions crâniennes. — Si l'on se trouve en présence d'un enfoncement, d'une hypérostose, d'une exostose déprimant la dure-mère, d'un foyer suppuré, il convient, dans ces cas, d'enlever par résection toutes les portions d'os qui paraissent anormales, jusqu'à ce qu'on se trouve en os sain.

Lésions méningées. — Doit-on inciser la dure-mère ? Deux cas peuvent se présenter : la dure-mère présente des lésions ; la dure-mère paraît saine et indemne.

La dure-mère présente des lésions : l'incision de celle-ci s'impose lorsqu'elle est épaissie, indurée, vascularisée, lorsqu'elle fait plus ou moins saillie, ou qu'elle ne bat plus, ou qu'elle présente des adhérences. Dans d'autres cas, il y a une déchirure de la dure-mère, provoquée par une esquille enlevée pendant la trépanation ; dans ce cas encore, il faut agrandir les déchirures et explorer les lésions, qui certainement existent au-dessous : foyer de contusion cérébrale, hématome, kystes, etc.

La dure-mère est saine en apparence ; on pourrait hésiter, par crainte des accidents que peut occasionner ultérieurement la cicatrice dure-mérienne. C'était la conduite tenue avant la période de la chirurgie antiseptique. Mais, actuellement, étant donnée l'innocuité de l'incision des méninges et le danger de méconnaître des lésions sous-durales — l'incision de la dure-mère se fait très couramment.

Il est cependant un cas où, quelles que soient les lésions profondes soupçonnées, il faudra s'abstenir d'ouvrir la dure-mère : c'est lorsqu'il existe un abcès sous la paroi osseuse. Il faut alors respecter la dure-mère, de peur de provoquer une méningite. Si, plus tard, l'évacuation et le drainage de l'abcès n'amènent pas une cessation des crises, on pourra réopérer, la suppuration une fois tarie.

Une autre contre-indication, de beaucoup moins importante, existera dans les cas où l'on trouve de grosses lésions *sus-dure-mériennes* suffisantes pour expliquer les crises : kyste sus-dure-mérien, reliquat d'un épanchement sanguin.

Quelle que soit la cause qui incite le chirurgien à inciser la dure-mère, l'incision doit être pratiquée, non pas concentriquement au pourtour de l'orifice osseux, mais en croix, de façon à créer des lambeaux dont la base répondra à la périphérie. Si la dure-mère ne présente pas d'adhérences, après l'avoir ponctionnée au bistouri, on la soulèvera au moyen d'un écarteur qui protègera le cerveau pendant l'incision, car à la suite d'une lésion quelconque, le cerveau peut faire hernie et se glisser devant l'instrument tranchant.

Quand il existe des adhérences, celles-ci sont constituées ordinairement par un feutrage emprisonnant du liquide dans ses mailles ; on incise couche par couche, en même temps qu'on décolle les membranes, jusqu'à ce qu'on arrive à la limite périphérique des adhérences. Celles-ci doivent être supprimées, sans se préoccuper si on enlève en même temps une portion cicatricielle du cerveau.

Lésions cérébrales. — La dure-mère ainsi libérée, l'opérateur arrive sur le cerveau.

Cette intervention sur le cerveau peut se faire en un temps, c'est-à-dire suivre immédiatement la taille du lambeau ostéo-périostique et l'incision de la dure-mère.

Toutefois, certains opérateurs préfèrent pour diminuer le shock nerveux, renvoyer cette incision cérébrale à une date ultérieure.

Horsley, dans un premier temps, fait la taille du lambeau ostéo-cutané, explore l'os et incise la dure-mère. Il pratique ultérieurement l'exploration méningo-encéphalique.

Krause (Société de médecine berlinoise, 1905), intervient en deux et même trois temps, suivant l'état du malade.

Le premier comprend la taille du volet ostéo-périostique ; le second, l'ouverture de la dure-mère ; le troisième la révision de la zone corticale.

Quoi qu'il en soit, le cerveau étant mis à nu, deux cas peuvent se présenter : le cerveau peut être malade ; le cerveau peut apparaître sain.

1) *Le cerveau apparaît malade.* — Les lésions sont variables ; tantôt ce sont des plaques de ramollissement, tantôt de vieux foyers hémorragiques, tantôt des cicatrices, cicatrices plates ou kystiques, ou en forme de tumeur.

On extirpera à la curette les foyers de ramollissement. Les caillots provenant des foyers hémorragiques seront

évacués. Les cavités kystiques seront évacuées et drainées.
Souvent, le drainage se montre insuffisant ; aussi, Horsley et Broca conseillent-ils d'extirper ces kystes comme
une tumeur ; ce n'est pas d'ailleurs une opération d'un
pronostic très grave. La cavité créée sera tamponnée lé-
gèrement, pour éviter une hémorragie.

Faut-il extirper les cicatrices simples et plates, et consécutivement à l'opération ne se produira-t-il pas un travail de réparation, aboutissant à une nouvelle cicatrice ?
Le fait est exact ; mais cette ablation doit être faite tout
de même, car on substitue à une cicatrice irritante, souvent
secondaire à de l'infection, une cicatrice aseptique.

2) *Le cerveau apparaît sain.* — Certains chirurgiens, et
parmi eux Lucas-Championnière, referment la plaie sans
explorer le cerveau plus avant. Cette pratique expose à
méconnaître une lésion intra-cérébrale.

Dans ces cas, il faut explorer le cerveau par le palper,
et si celui-ci ne donne rien, on peut pratiquer des ponctions à travers le cerveau, qui permettent de découvrir des
kystes inclus dans la substance cérébrale. Ces ponctions,
qui sont souvent d'un heureux résultat diagnostique, seraient, d'après Pollak (De la ponction du cerveau.
Deutsche med. Wochens., 1910), d'une bénignité très grande, à la condition de se servir d'aiguilles et de trocarts
très fins.

Cependant, des accidents ont été signalés : ce sont surtout la blessure d'un vaisseau important, les lésions des
parties de l'encéphale traversées par l'instrument explo-
rateur, des hernies du cerveau, et quelquefois l'infection
du trajet de la ponction.

Reinking (Dangers de la ponction du cerveau. Zeit.
f. Otor. und für Krauk. der Laftwege, 1910) a attiré l'at-

tention sur les accidents de la ponction du cerveau. Il a
eu lui-même l'occasion d'observer un cas où celle-ci s'est
terminée par la mort.

Il s'agit d'un homme de 39 ans, entré à l'hôpital pour
otite moyenne suppurée chronique. Le diagnostic demeu-
rait hésitant entre une méningite et un abcès du cervelet.
Au cours de l'opération, on pratiqua plusieurs ponctions
du cervelet, de quatre à cinq centimètres de profondeur,
dans différentes directions. L'exploration fut négative. Le
malade se mit bientôt à râler, et l'arrêt de la respiration
suivit de très près ; toute tentative pour le ranimer de-
meura inutile. A l'autopsie, on constata qu'au cours des
ponctions pratiquées, on avait blessé l'artère cérébrale
droite postérieure, et qu'il en était résulté une hémorragie ayant entraîné la mort.

L'auteur conseille de se servir de trocarts ayant au
moins un millimètre et demi de calibre, et monté sur
un flacon dans lequel on fait le vide. La ponction se fait
alors en quelque sorte le vide à la main.

Si l'exploration profonde du cerveau est restée négative, cela ne veut pas dire qu'il n'y ait pas de lésion cérébrale. Très souvent il se produit des transformations sclé-
reuses de la substance nerveuse, dont le microscope peut
seul nous rendre compte.

Dans ces cas, on a préconisé l'extirpation systématique
des centres épileptogènes, en se basant sur les expériences physiologiques montrant « que l'extirpation d'un centre moteur cortical entraîne l'impossibilité de provoquer
des mouvements convulsifs dans le ou les groupes de muscles qui tirent leur innervation volontaire du centre extirpé ». (Raymond). Cette extirpation n'entraîne nulle-
ment une paralysie complète des muscles innervés, et ne
détermine que des désordres passagers, réparables.

Bergmann, le premier, pratiqua cette excision (Deut. nuht. Zeit., 1887). Mais ce fut surtout Horsley qui donna de l'extension à cette méthode (Brit. med. Journ., 1886. — Annal. of. Surg., 1896). Il fut suivi dans cette voie par un grand nombre de chirurgiens (Nancrède, Lloyd et Deaver, Sachs et Gerster, Winkler)

On détermine le centre épileptogène de deux manières:

D'après les données de l'Anatomie pathologique (Braun, Deut. Zeit. f. Chir., 1898). Cette manière a donné et devait fatalement donner de nombreux déboires, car avec nos méthodes de repérage des centres corticaux, on commet de grossières erreurs de localisation. Les lignes et angles repérés sur la peau du crâne ne sont d'aucun secours. Dès qu'on rabat le lambeau ostéo-cutané, toute orientation devient quasi-impossible. D'autre part, le repérage par les sillons qui séparent les circonvolutions, facile chez le cadavre, chez lequel on enlève la pie-mère, n'est pas possible chez le vivant, car le détachement de la pie-mère aboutit à la nécrose de l'écorce sous-jacente, et à travers la pie-mère il est impossible de reconnaître avec certitude telle ou telle circonvolution.

Aussi ce procédé a-t-il fait place à un second, plus scientifique et plus précis. On détermine le centre malade au moyen de l'excitation électrique des centres corticaux. On peut ainsi délimiter avec sûreté, sur l'écorce cérébrale, le point de départ très circonscrit des phénomènes convulsifs.

L'excision des centres corticaux comprend deux temps: 1° un temps d'exploration électrique ; 2° un temps d'excision.

Exploration électrique. — Elle a été réglée par les travaux de Scherrington et de Grünbaum, sur les singes anthropoïdes. C'est à l'excitation faradique, que l'on a recours ; la technique en est très délicate. Nous en empruntons les détails à Krause (Société de Médecine de Berlin, 1909).

Le courant faradique doit être faible, il doit à peine provoquer une très légère contraction fibrillaire quand on applique l'électrode sur la pointe de la langue.

Pour faire l'exploration cérébrale, on peut se servir de l'appareil de Keen, qui consiste en un manche en caoutchouc, contenant les deux électrodes isolées, en métal flexible, qu'on peut écarter ou rapprocher comme on veut. Ces électrodes sont émoussées et peuvent être appuyées sans danger sur la surface cérébrale.

Krause se sert d'une longue électrode unipolaire stérilisable.

Lorsque le courant a rencontré le centre malade, des convulsions se produisent, identiques à celles du début de la crise d'épilepsie, tandis que l'excitation des centres sains provoque seulement les mouvements dépendant de ces centres.

Dans la recherche du centre malade, il faut se garder d'exciter le même point plus de deux à quatre fois, à cause du collapsus qui survient si on insiste ; d'autre part, le passage fréquent du courant au même point fausse les recherches, car il arrive souvent qu'après plusieurs faradisations l'écorce cesse presque d'être excitable, et il faut attendre plusieurs minutes pour que l'écorce récupère son excitabilité.

Pour recueillir tous les renseignements utiles, il faut, d'après Krause, plusieurs observateurs. Pendant qu'il pratique l'excitation, trois aides examinent, l'un la tête, l'autre le membre inférieur, le troisième le membre supérieur du patient. Krause a toujours trouvé les zones d'excitation épileptogène au niveau de la frontale ascendante. Au milieu de la zone motrice, entre le centre du sterno-mastoïdien et celui du pouce, il y a une petite région qui paraît inexcitable.

L'anesthésie générale doit toujours être très légère, car le sommeil trop accentué diminue l'excitabilité de l'écorce. D'ailleurs, l'écorce est insensible ; on peut l'explorer et l'inciser sans que le malade accuse la moindre douleur. Angell a pu, chez un individu non anesthésié, palper, sans déterminer de réaction, la région motrice. « Cela se fit, dit-il, sans douleur, et cependant mon doigt y allait largement. Pendant tout le temps de l'examen, le patient causa avec moi. »

La seule partie sensible est la dure-mère ; celle-ci ouverte, on doit laisser le malade à demi éveillé.

Excision du centre épileptogène. — La zone malade ainsi précisée, Angell extirpe à la pointe du bistouri un petit cône de substance corticale. Horsley délimite par des incisions perpendiculaires à la surface, un cube qu'il détache des parties profondes, à l'aide de ciseaux mousses.

Négro (Gaz. méd. di Torino, 1891), a essayé la destruction du centre cortical par l'électrolyse. Il ne faut point supprimer la totalité d'un centre pour ne pas provoquer la paralysie complète des mouvements qui en dépendent. Krause recommande de n'enlever que de tout petits fragments ; leurs dimensions, d'après lui, ne doivent pas dépasser trois centimètres de longueur sur 24 millimètres de largeur ; en profondeur, on ne dépassera pas 5 à 8 millimètres.

Après l'ablation d'un centre de l'écorce, on observe presque toujours des troubles moteurs et sensitifs, mais ces troubles sont très passagers et ne persistent que chez les malades chez lesquels, faute d'une localisation précise par le courant faradique, on a enlevé une zone trop étendue.

Krause a observé, au cours de l'excitation des centres, des troubles dans la sphère visuelle, des symptômes d'hyperthermie cérébrale.

Signalons enfin, pour terminer ce chapitre des interventions sur l'écorce, la technique préconisée par Bircher (Zentralblatt für Chirurgie, 1910). Celui-ci, après incision en croix de la dure-mère, pratique le massage de l'écorce ; ce massage est fait avec le pouce et dure de trois à cinq minutes.

D'après l'auteur, il faudrait, de toute nécessité, ouvrir la dure-mère ; dans un cas, il fit le massage extra-dural, eut un insuccès, ce qui l'obligea à intervenir une seconde fois, à ouvrir la dure-mère ; cette seconde opération fut suivie d'un succès complet.

Le massage agirait en produisant une atrophie lente de la substance grise. Bircher cite, à ce sujet, le résultat d'une autopsie chez un de ses opérés. La substance grise ne présentait plus qu'une épaisseur de 2 à 3 millimètres, au lieu de 8 à 10 ; par place, elle manquait presque totalement.

L'auteur prétend, avec sa méthode, avoir obtenu des guérisons durables, datant de deux, trois et même quatre ans. Son procédé aurait l'avantage sur celui de l'excision, de ne pas donner de paralysie post-opératoire.

III. FERMETURE DE LA PLAIE. — Il y a deux manières de procéder : ou bien on obture la brèche crânienne, ou bien on se contente de rabattre sur la perte de substance osseuse, le lambeau cutané.

1° *Procédés d'obturation de la paroi crânienne*

On peut les ranger en trois groupes :

a) Méthodes autoplastiques ; *b*) méthodes hétéro-plastiques ; *c*) méthodes prothétiques.

A. *Méthodes autoplastiques.* — On peut procéder de trois manières : par restitution, par glissement, par transplantation.

Procédés par restitution : 1° Dans la crâniectomie à lambeau, il suffit de ré-appliquer le lambeau osseux qui adhère en partie à l'os par sa base ;

2° Dans la crâniectomie définitive, on procède en ré-implantant les rondelles osseuses enlevées. Il arrive souvent que celles-ci, dénuées de toute connexion vasculaire, se nécrosent. Dupuytren déjà, puis Ollier, Kônig, Jaboulay et Poirier, en ont déconseillé l'emploi. Dans les cas de consolidation, Chipault a soutenu que celle-ci est de courte durée, que la rondelle osseuse se résorbe et laisse une cicatrice fibreuse.

Procédés par glissement : Kônig taille, à côté de la perte de substance, un volet ostéo-périostique, aux dépens de la table externe, et tenant par un large pédicule. Par torsion de ce pédicule, on rabat le volet sur la brèche à couvrir.

Procédé par transplantation : Lotkeisen implante au voisinage de la brèche des fragments cartilagineux, pris sur les cartilages costaux. Dans une seconde opération, il déplace ces fragments, une fois leur vitalité assurée, et

les fait glissor au-dessus de la brèche à combler. Ce procédé est long, compliqué, et nécessite plusieurs opérations
graves.

B. *Méthodes hétéro-plastiques.* — *Greffe de fragments
osseux prélevés sur l'homme ou les animaux* : C'est surtout
sur les animaux que ces fragments ont été prélevés. On
peut utiliser l'os, soit tout de suite après le prélèvement,
soit tardivement, après la décalcification. Les animaux les
plus divers et les parties les plus différentes du squelette
ont servi à cette opération.

Ces greffes ne se soudent pas ; leur résorption est la règle ; tout ce qu'on peut espérer, c'est qu'elles soient un
excitant de l'ossification (Terrier et Péraire).

Inclusion de lame d'ivoire décalcifiée : Cette lame
d'ivoire doit être rigoureusement stérilisée. De même que
pour le procédé précédent, celui-ci est transitoire, et ne
peut servir que d'amorce et d'excitant à la reconstitution
osseuse.

Ces procédés hétéro-plastiques sont d'ailleurs, pour cette raison, presque complètement délaissés.

C. *Méthodes prothétiques.* — Ces méthodes peuvent être
ramenées à deux :

1° La plaque prothétique est simplement posée sur la
dure-mère, puis recouverte de peau ;

2° La plaque est solidement fixée aux bords de la brèche osseuse.

Ce sont surtout les chirurgiens allemands qui se sont
servis de la première méthode.

Les métaux employés sont divers ; les plus usités sont :
l'or, l'argent, le plomb, etc. Des lames de ces divers métaux sont taillées d'après les dimensions de la brèche, puis

posées sur la dure-mère et maintenues en place par le rabattement de la peau.

Cette méthode est presque abandonnée, car les plaques protègent insuffisamment contre un choc extérieur. De plus, suivant les principes bien édifiés par Lemerle (Thèse Paris, 1907), « pour être tolérées, les pièces de prothèse doivent être strictement immobiles, sinon, en dehors de toute considération d'infection, elles glissent suivant les plans aponévrotiques, sous l'influence des contractions musculaires, ou simplement de la pesanteur ».

Pour toutes ces raisons, les plaques sont souvent mal tolérées.

Un perfectionnement à cette méthode a été apporté par Fränkel, qui se sert d'une plaque de celluloïd, qu'il stérilise, modèle entre ses doigts, taille suivant les dimensions voulues et applique à la place de l'os manquant.

Méthode de la fixation des plaques prothétiques. — Cette méthode a été créée par Sébileau et Delair.

La fixation de la plaque ne se fait pas avec des vis, qui, d'après Delair, sont un moyen de fixation de courte durée, mais par des coins métalliques enfoncés dans l'os. Les trous osseux doivent être nets et non contus.

Les plaques employées sont fenêtrées, ce qui a l'avantage de les rendre plus légères et de favoriser la formation à travers les orifices d'un lacis de tissu fibreux, qui concourt à maintenir la plaque en position.

L'or et l'argent sont les métaux les plus employés.

Il est nécessaire de drainer après l'opération, car il existe toujours, pendant quelque temps, un écoulement séro-hématique assez abondant.

Signalons enfin les injections sous-cutanées de paraffine pratiquées par Schönwerth (Munich, med. Wochens., 1908).

Celui-ci, chez un malade atteint de crises épileptiformes, essaya de combler la brèche osseuse avec des injections de paraffine. Les crises persistèrent, sans modification. Deux ans plus tard, il intervint à nouveau et trouva un tissu cicatriciel contenant en suspension des gouttelettes de paraffine, et à ce niveau le cerveau était bleuâtre, sans battements, et contenait deux petites cavités remplies d'un liquide séro-hématique. Il semble que, après de pareils résultats, ce procédé ne soit guère à conseiller.

Disons enfin la pratique suivie par certains chirurgiens américains (Etes, Harris), qui interposent des feuilles d'or et d'argent entre la dure-mère et le cerveau.

Le but de cette interposition serait d'éviter les adhérences si nuisibles et si fréquentes, à la suite des opérations cérébrales, de s'opposer à la hernie du cerveau, qui est aussi une des complications à redouter, enfin d'agir par la propriété microbicide qu'on attribue à l'or et à l'argent.

Tinstérer, dans un cas d'épilepsie traumatique, appliqua entre la dure-mère et l'os, un sac de hernie, la face péritonéale du sac tournée vers le cerveau. Il n'eut pas de récidive. Il a fait des expériences sur le chien, qui lui ont montré que le fragment péritonéal greffé ne contractait pas d'adhérences avec le cerveau.

2° On n'obture pas la brèche crânienne.

Dans le cas de crâniectomie définitive, on se contente de rabattre le lambeau cutané. Si l'on a pratiqué la crâniectomie à lambeau, on enlève ce lambeau osseux au lieu de le rabattre, comme il est fait habituellement.

Faut-il refermer la dure-mère incisée ? Dans ces dernières années, la conservation de la dure-mère a rencontré bien des détracteurs. Kocher et Chipault, surtout, se sont élevés contre la remise en place de la dure-mère. Si la dure-mère a présenté des adhérences cérébrales, elle est excisée pendant l'opération, même dans les cas de dure-mère saine. Chipault suture les lambeaux dure-mériens rabattus sur la tranche osseuse du pourtour de l'orifice, ou périoste crânien, pour éviter l'épanchement du sang osseux à la surface du cortex, et *empêcher ainsi la formation d'adhérences, causes de récidive.*

Cette absence de dure-mère ne présenterait aucun inconvénient et aurait l'avantage d'éviter la formation de nouvelles adhérences méningo-encéphaliques, ou d'une cicatrice ; enfin, suivant Jaboulay, cette absence pourrait exercer une influence favorable sur la compression cérébrale, en permettant une filtration du liquide céphalo-rachidien.

Ceci fait, il faut rabattre le lambeau cutané et le suturer. Il n'y aurait pas à craindre de formation d'adhérences entre la face profonde non saignante, et la surface cérébrale (Chipault).

Pour peu que l'on ait des doutes sur l'asepsie opératoire, il faut largement drainer, l'infection étant très à redouter, comme nous le verrons plus loin, à cause des récidives.

Quelle solution doit-on choisir pour la fermeture de la paroi ? Doit-on obturer la brèche osseuse suivant les méthodes que nous avons indiquées, ou bien faut-il se contenter de rabattre le lambeau cutané sur la dure-mère suturée au périoste.

A la vérité, les avis sont partagés sur cette question ; la plupart des chirurgiens penchent cependant actuellement pour la seconde manière.

Chacune des deux méthodes a, en effet, à son actif, de gros inconvénients. Si on laisse ouverte l'ouverture pra-

tiquée par la crâniectomie, on aura toujours à redouter
la hernie cérébrale ; de plus, priver le cerveau de sa cui-
rasse crânienne, c'est exposer le patient aux terribles
aléas du moindre traumatisme.

D'autre part, refermer l'ouverture, c'est exposer le
malade à des récidives, à de nouvelles crises épileptiques,
le lambeau osseux comprimant le cerveau et se compor-
tant comme un corps étranger.

Delbet, se basant sur les complications déjà énoncées
et sur la possibilité d'accidents cérébraux par adhérences
cutanéo-méningées, conseille de pratiquer la crâniectomie temporaire, suivant la technique de Wagner-Doyen,
de replacer ensuite le lambeau, de drainer largement par
une des couronnes de trépan ; celles-ci servent de soupape de sûreté.

Sébileau et Delair, Rouvillois, Imbert se basent sur des
considérations identiques ; ils ont pratiqué la fermeture
crânienne et en ont obtenu de bons résultats.

Nous reproduisons ici quelques observations publiées
par eux, qui justifient leur technique :

Rouvillois. — *Société de chirurgie*, 1908.

Officier de cavalerie, reçoit un coup de pied de cheval
sur le crâne ; fracture esquilleuse de la région temporale,
avec déchirure de la dure-mère et attrition du cerveau.

Trépanation large immédiate ; consécutivement, hernie
du cerveau, avec adhérence de ce dernier à la cicatrice du
cuir chevelu.

Crise épileptiforme six mois après. Rouvillois intervient, résèque la cicatrice cutanée, libère la hernie et bouche la perte de substance osseuse par une plaque en or
avec griffes disposées dans des trous forés dans le crâne ;
il rabat le lambeau cutané sur la plaque. Suites opératoires bonnes ; pas de récidive.

Récemment, Sébileau fit à un ancien opéré pour épilepsie une application de prothèse métallique ; le résultat fut parfait.

Imbert et Raynal ont employé la même méthode chez un homme qui avait présenté, consécutivement à un violent traumatisme du frontal, de sérieux accidents cérébraux, ayant nécessité plusieurs interventions. Le cerveau protégé par la peau était douloureux à la pression ; les efforts ou l'inclinaison de la tête provoquaient une hernie notable. La prothèse squelettique, qui fut faite avec une plaque d'or, donna des résultats très satisfaisants à tous les points de vue.

Donc, il semble bien établi que la fermeture osseuse pare à la hernie cérébrale et, indirectement, aux adhérences qu'elle prend avec la peau. Mais la hernie cérébrale est-elle fonction d'une large brèche osseuse, en d'autres termes, succède-t-elle fatalement à chaque large crânieectomie ? Les nombreuses observations de crânieectomies non suivies d'autoplasties et non compliquées de hernie cérébrale, nous montrent qu'une brèche osseuse n'est pas la condition suffisante de la hernie.

En réalité, il y a d'autres facteurs. Comme l'ont admis Bouillaud, Mac Ewen, Horsley, Allen-Starr, Terrier, le plus souvent la hernie cérébrale relève de l'infection. Celle-ci agirait de diverses manières : en augmentant de volume les parties enflammées ; en rendant la substance cérébrale plus diffluente ; en diminuant la résistance de la dure-mère ; enfin, dans certains cas, c'est l'existence d'abcès siégeant dans la hernie qu'il faut incriminer.

Un autre mécanisme de la hernie cérébrale a été décrit par Caboche (Thèse Paris, 1907) ; celle-ci serait due à l'hypertension intra-crânienne et surtout à l'hydropisie ventriculaire. Or, la crânieectomie étant par excellence une opération décompressive, ce dernier mécanisme ne peut être invoqué ici.

En résumé, « la seule brèche osseuse et durale n'est jamais la cause d'une hernie cérébrale, si des phénomènes mécaniques comme l'augmentation de la pression intracrânienne, ou inflammatoires comme la méningo-encéphalite, ne s'y joignent ». (Auvray).

Au surplus, la hernie est loin d'être un accident aussi grave qu'on a bien voulu le dire ; la guérison spontanée est fréquente. Caboche l'a notée dans plus des deux tiers de ses observations.

Reste l'hypothèse de la production d'adhérences entre le cuir chevelu et le cerveau, conséquence de la hernie cérébrale, et susceptible d'amener des récidives.

Cet accident n'est pas non plus à redouter avec une crâniectomie décompressive et aseptique, conditions qui rendent très rare, sinon impossible, la hernie cérébrale.

Si l'on invoquait les bons résultats opératoires obtenus dans les cas cités plus haut, deux grosses objections se formulent immédiatement. La première, c'est que les résultats publiés ne sont pas suffisamment anciens pour être considérés comme acquis. La seconde, c'est qu'en admettant qu'ils le soient, il est impossible de déterminer si le bon résultat opératoire est dû à l'autoplastie ou simplement à une deuxième intervention. Des cas nombreux existent, d'insuccès opératoires après une première intervention, suivis de guérison après une seconde crâniectomie pourtant non suivie de prothèse.

Donc, la méthode de comblement des cavités crâniennes est bien souvent inutile, puisque les accidents qu'elle avait la prétention d'éviter peuvent très bien être évités en dehors d'elle. Elle peut être, au contraire, souvent nuisible.

Il suffit, pour s'en convaincre, d'envisager les diverses causes qui paraissent entrer en ligne dans la production de l'épilepsie. Celle-ci peut être fonction de plusieurs facteurs :

1° Tout d'abord, la compression exercée sur le cerveau par les lésions, compression augmentée encore par l'hypertension du liquide céphalo-rachidien, comme l'ont démontré Kocher, Verchère, Horsley, Lucas-Championnière, Peugnez, Bereszowski ;

2° Les troubles circulatoires cérébraux, dus à la compression par un os hypérostosé ou d'autres lésions ;

3° Les adhérences des méninges au cerveau ;

4° L'infection par les adhérences méningées, par les plaques de ramollissement cérébral, ou simplement par la sclérose cérébrale qu'elle provoque.

Il est évident que le fait de ré-appliquer dans la brèche crânienne un panneau, soit osseux, soit métallique, gênera la décompression cérébrale, permettra de nouvelles adhérences méningées de se produire, troublera la circulation cérébrale, et enfin ne permettra pas un drainage suffisant pour lutter contre l'infection, surtout si l'on opère en milieu déjà septique (abcès, foyer de méningo-encéphalite).

Au contraire, la simple suture de la peau au-dessus du trou osseux laisse au cerveau une bonne soupape de sûreté.

L'excision de la dure-mère ou sa suture au périoste crânien, après rabattement de ses lambeaux, empêchera la formation d'adhérences méningo-encéphaliques, et en même temps agira favorablement sur la compression cérébrale, en permettant, suivant Jaboulay, une filtration du liquide céphalo-rachidien. En dernier lieu, le drainage pourra se faire largement et sans parcimonie.

Peugnez (Congrès de Chirurgie, 1901) avait insisté sur l'importance des opérations décompressives. « Dans l'épilepsie traumatique, l'indication à laquelle nous obéissons tous est de supprimer ce qui comprime le cerveau et de prévenir l'ossification consécutive du fond de la cavité de trépanation. Les cas de récidive appartiennent presque tous à des malades chez lesquels l'exérèse a été comblée par du tissu osseux. »

Kocher, puis Chipault, préconisent, dans le même but, l'excision de la dure-mère.

Au Congrès de Chirurgie de 1910, Lucas-Championnière démontre l'influence modératrice de la décompression sur les états cérébraux divers. D'après lui, même avec des pertes de substance considérable, une prothèse est complètement inutile si la réunion de la plaie a été bonne et sans suppuration.

Morestin (Société de Chirurgie, 1908) émet les opinions suivantes : Aucun accident cérébral ne peut être attribué à la brèche crânienne ; quand il y en a, il faut invoquer les lésions du cerveau. Il n'est pas toujours prudent de fermer la brèche, car on doit toujours craindre les récidives.

Pour terminer, nous citerons quelques observations qui démontrent l'inutilité ou le danger des opérations prothétiques :

WEIR. — *Reimplantation des os dans la trépanation.* *New-York Med. Journ.*, 1891, *The Bland.*, 1902.

Homme de 59 ans, ayant eu, à 17 ans, une fracture du frontal, causée par une arme à feu ; peu après l'accident, attaques d'épilepsie, lesquelles ont augmenté dans les trois dernières années.

Première opération en 1885 : trépanation, mise à nu de la dure-mère non adhérente, ablation d'un fragment crânien. Amélioration temporaire.

En février 1887, réapparition des crises épileptiformes. Cette fois, on trépane largement ; on incise la dure-mère; on trouve un abcès qu'on draine. On remet en place les disques osseux enlevés et on remplit les interstices avec des esquilles. Guérison rapide. Pendant deux mois de séjour à l'hôpital, après l'opération, pas d'accès.

En décembre 1890, l'opéré est examiné. L'os frontal est solide. La région intéressée par le trépan est aplatie.

Il y a eu récidive des crises : une à deux par mois.

CHIPAULT. — *Travaux de Neurologie*, 1900.

Un jeune homme se tire deux coups de revolver dans la voûte palatine. Hémiparésie gauche qui disparut dix jours après ; 66 jours après l'accident, apparition des crises d'épilepsie. Les crises débutaient par le bras gauche pour s'étendre ensuite au membre inférieur gauche.

Barker intervient, extrait la balle, suture la dure-mère et réapplique la rondelle osseuse. L'intervention est suivie d'une hémiplégie qui s'amenda le lendemain.

Le 19 octobre 1899 survinrent des crises d'épilepsie, débutant par le bras gauche, pour s'étendre ensuite au membre inférieur du même côté, puis aux membres droits, et enfin à la face et aux yeux.

Ces crises se répétèrent depuis, trois jours pleins, à peu près toutes les vingt minutes.

Chipault, auquel le malade fut adressé, se décida à intervenir. Il fit l'ablation de l'os définitive, avec rabattement de la dure-mère et suture au périoste pour éviter l'épanchement du sang osseux à la surface du cortex ; il

4

libéra toutes adhérences méningées. Les résultats opératoires furent excellents. *La guérison s'est toujours maintenue.*

Lorentz. — *Société de Neuro-psychiâtrie de Moscou,*
1899.

Femme de 59 ans, avec épilepsie partielle depuis deux
ans et demi à la suite d'un traumatisme crânien. Début
des convulsions à la jambe gauche, puis propagation au
membre supérieur.

Crâniectomie à lambeau. On trouve la dure-mère épaissie et adhérente à l'os dans le tiers supérieur des circonvolutions rolandiques ; destruction des adhérences ;
suture de la dure-mère ; on rabat le lambeau dermo-os-
seux. Opération le 10 août ; récidive avant le mois d'octobre : un accès sans perte de connaissance.

Ainsi, dans deux cas, l'intervention prothétique n'a pas
empêché la récidive. Dans le cas de Chipault, elle paraît en
être la cause majeure, puisque la seconde intervention
avec résection osseuse et rabattement méningé a amené
la guérison.

Nous citerons une dernière observation, où le rabattement de la dure-mère, suivant la méthode de Chipault, a
amené une guérison, après plusieurs échecs opératoires.

Schwartz. — *Epilepsie jacksonienne.* (Trépanation pour
exostose traumatique. Insuccès relatif. Large trépanation
avec incision de la dure-mère et suture des 4 lambeaux
au péricrâne. Guérison). *Société de Chirurgie,* 1901.

J. C..., est admis à l'Hôpital Cochin, le 3 décembre 1898,
pour attaques d'épilepsie.

Il y a quatre ans, en 1894, chute dans un escalier ; le côté gauche du crâne porte contre l'angle d'une malle ; cicatrice au niveau de la chute.

Peu après, sensation de contraction dans le bras droit, puis convulsions localisées à ce bras. Celles-ci, par la suite, gagnent la moitié droite du cou, de la face et du flanc droit. Durée : un quart d'heure.

Depuis deux ans, les crises se sont parfois généralisées.

A l'examen : asymétrie faciale avec légère déviation de la bouche et des traits à droite ; réflexes normaux ; pas de paralysie ; sur le crâne, on trouve, à gauche, près de la suture sagittale, au niveau du point cicatriciel correspondant à la partie moyenne du sillon de Rolando, un point douloureux à la pression profonde. On pense à la compression du centre moteur du membre supérieur droit par une hypérostose.

Le 31 janvier 1899, première intervention. Trépanation au point douloureux. Ablation d'un fragment de crâne de trois centimètres de côté, répondant au pied de la deuxième circonvolution frontale et à la frontale ascendante. Rien à la dure-mère, mais épaississement notable de la table interne qui déprime la dure-mère.

Opéré guérit. Huit jours après, les crises recommencent, mais moins fortes.

Le 28 mars 1899, seconde trépanation. Ablation d'un fragment de cinq centimètres de côté ; résultat négatif.

Le 30 mai, incision de la dure-mère, très épaissie, dont on fait quatre lambeaux, rabattus et suturés à l'épicrâne.

Guérison. Le malade, revu deux ans et demi après, n'a présenté aucune crise.

En résumé, la prothèse métallique dans les trépanations pour épilepsie jacksonienne traumatique est à rejeter, car elle est souvent dangereuse et toujours inutile. On ne peut

guère la tenter que pour des raisons d'esthétique (Morestin), et surtout dans les cas où la largeur de la crâniectomie fait concevoir des inquiétudes au sujet des traumatismes possibles au niveau du crâne. Il est vrai que
dans ce cas, on pourra recourir aux moyens de protection
externe (calotte de cuir, etc.).

Il conviendra, l'opération terminée, de ne pas négliger
la médication anti-spasmodique, qui pourra agir favorablement sur les tendances de l'épilepsie à se reproduire.

CHAPITRE III

RÉSULTATS OPÉRATOIRES

Nombreuses sont les questions qu'il nous faut étudier dans ce chapitre. Nous les diviserons en trois groupes :

Dans un premier groupe, nous étudierons les suites opératoires de la trépanation, envisagées au point de vue de la mortalité opératoire.

Dans un second groupe, nous envisagerons si la trépanation ne peut pas aggraver ou même provoquer les crises d'épilepsie.

Dans un troisième paragraphe, nous nous occuperons des effets immédiats ou tardifs de l'opération sur la reproduction des crises d'épilepsie jacksonienne.

Dans cette étude, nous nous appuierons sur les nombreuses statistiques publiées, notamment celles d'Etcheverria, de Starr, de Mac-Cosh, de Schede, de Brown, de Mathiolus, et celle importante réunie par Delbet (Congrès de Chirurgie, 1909).

I. MORTALITÉ OPÉRATOIRE.

Cette mortalité s'est très fortement abaissée depuis l'emploi de la méthode aseptique et les perfectionnements de la technique. De l'étude des statistiques les plus ré-

centes, il résulte qu'elle s'est abaissée à 6 0/0. On peut
donc conclure très affirmativement qu'en face d'une épilepsie traumatique, on doit pratiquer l'intervention, puisque les risques à courir sont à peu près nuls.

II. LA CRANIECTOMIE PEUT-ELLE AGGRAVER OU PROVOQUER LES CRISES D'ÉPILEPSIE ?

Dans ces derniers temps, la trépanation a été accusée
d'aggraver, ou même de créer, par le traumatisme qu'elle
provoque, les crises d'épilepsie jaksonnienne.

Elle produirait l'effet contraire au but proposé, augmentant les lésions qu'elle devait guérir.

Nous allons brièvement examiner la valeur de cette hypothèse.

Pour que la trépanation puisse en toute justice être accusée de provoquer ou d'exagérer les crises épileptiques,
il faudrait prouver que, non seulement elle ne détruit pas
les lésions créatrices de l'épilepsie, mais qu'elle les aug-
mente. Nous avons suffisamment insisté, dans le chapitre
du traitement opératoire, sur la façon de traiter et de supprimer les lésions. Il suffit de s'y rapporter pour se convaincre que le chirurgien, après la trépanation, décom-
prime le cerveau par l'ablation des fragments osseux, fait
cesser l'infection par un large drainage, libère les adhérences méningées productrices d'épilepsie.

On pourrait cependant accuser l'opération de favoriser
de nouvelles adhérences, soit méningo-encéphaliques, soit
de la dure-mère, avec le lambeau rabattu, mais ces accidents sont réduits au minimum par le rabattement des
lambeaux de la dure-mère et leur suture au périoste crânien. « Cette suture méningo-périostée s'oppose à l'écou-

lement du sang osseux à la surface du cerveau, la face
interne du lambeau péri-crânien étant, d'autre part, exsan-
gue, on évite la production d'adhérences secondaires au
niveau de la perte de substance osseuse, et les récidives
qui en résultent. » (Chipault.)

Peut-on incriminer le shock opératoire ? Non, car avec
les nouvelles techniques de crâniectomie à lambeau par la
scie de Gigli, ce shock est insignifiant ; du reste, les suites opératoires, la plupart du temps parfaites, que l'on
voit dans toutes les observations, démontrent assez combien le shock, si shock il y a, est insignifiant.

Il est donc évident que la pire objection que l'on puisse
faire à l'opération, c'est peut-être de ne point guérir les
lésions, mais pas, en tout cas, de les aggraver.

Cependant, des faits ont été apportés de crises convulsives augmentées par l'opération, ou même créées de toute
pièce par elle, chez des malades s'étant jusqu'alors trou-
vés indemnes de manifestations convulsives.

Nous en apportons ici quelques observations, et si l'on
en croit le docteur Antheaume, les cas d'épilepsie consécutifs à l'opération du trépan sont plus nombreux qu'on
ne pense.

Il nous reste à discuter la valeur de ces faits. Dans cette
discussion, nous nous appuyons sur l'autorité de M. le
professeur Jouffroy (Clinique de Ste-Anne, 1900). Il est
un fait certain qu'il existe un certain nombre d'individus « très disposés à réagir aux causes extérieures, et
chez qui celles-ci, même les plus insignifiantes, se tradui-
sent par des troubles profonds du système nerveux ».

C'est dans cette catégorie de prédisposés que rentrent
tous les malades chez lesquels la trépanation a été incri-
minée. Cet état de dégénérescence — ce terrain spécial
dont parle Joffroy — est héréditaire. Ce sont des fils

d'intoxiqués par l'alcool, le plomb, le mercure, la syphilis, des descendants de tuberculeux et d'épileptiques.

Mais, parmi cette catégorie, un certain nombre sera plus spécialement prédisposé à l'épilepsie. Ce sont, dit Joffroy, « les fils de convulsivants, et surtout de convulsivants alcooliques, c'est-à-dire des hérédo-alcooliques ». Et c'est à cette prédisposition spéciale qu'il donne le nom d'aptitude convulsive.

Dès lors, tout s'explique : ces signes de dégénérescence peuvent rester longtemps latents, et les sujets en question paraître parfaitement normaux ; mais survienne une cause occasionnelle, en apparence bénigne, un traumatisme, par exemple, la dégénérescence se révèlera et l'aptitude convulsive de se déclancher.

La trépanation est-elle coupable ? Non, car elle n'aura été que la cause seconde, l'étincelle qui met le feu aux poudres. Chez un malade normal, elle serait restée sans effet ; au contraire, chez ces prédisposés, sur ce terrain tout spécial, elle a déclanché les convulsions, comme l'aurait fait une émotion, une chute ou tout autre petit incident.

Est-ce à dire que l'opération n'emprunte pas une gravité particulière à ce fait qu'elle porte directement sur les centres nerveux ? Non, car on voit aussi bien des opérations périphériques aboutir aux mêmes résultats (opération d'hydrocèle, hystérectomie, ovariotomie).

D'ailleurs, la lecture des observations suivantes montre assez à quelle catégorie appartiennent ces malades :

Dr WAHL. — *Résumé de la folie de l'Infant Don Carlos.*
Antécédents héréditaires. — Petit fils de Jeanne-la-Folle, fils de Philippe II, qui était d'une exaltation religieuse ma-

ladive. Il était né d'un mariage consanguin. Philippe II avait épousé sa cousine germaine.

En résumé, hérédité pathologique d'une part, cousanguinité de l'autre.

L'enfant était fantasque, de physionomie étrange, débauché, détraqué, colérique et brutal. Son intelligence fut toujours faible ; il ne fut jamais appelé au Conseil, où sa naissance lui donnait le droit d'être admis. Il semble avoir appartenu à la catégorie des débiles.

A 17 ans, chute grave dans l'escalier, avec enfoncement du crâne et paralysie d'une jambe. Trépanation par Vésale. Pas de suites opératoires fâcheuses, mais à partir de cette époque, Don Carlos fut sujet à des convulsions terribles, dont la description répond à la forme d'épilepsie jacksonienne de type généralisé.

Mort dans une série de crises très rapprochées les unes des autres, en état de mal.

D'ANTHEAUME, *Revue de Psychiâtrie*, 1900 (Malade à hérédité nerveuse ; traumatisme crânien ; trépané pour troubles du langage et atteint 3 mois après de crises épileptiques).

Arthur B..., présente des crises d'épilepsie.

Antécédents héréditaires. — Mère débile, avec absence complète de sens moral ; tante maternelle névrosée ; oncle buveur.

Antécédents personnels. — Athrepsie, parole, marche et dentition tardives. A 15 ans, chute grave dans l'escalier, contusion de la région temporale gauche, pas d'accidents immédiats.

Intelligence rudimentaire, absence de langage articulé, troubles de caractère, communs chez les arriérés. Irrita-

bilité, absence de sentiments affectifs, tendances impulsi-
ves.

On remarque un degré marqué d'asymétrie faciale, la
voûte palatine ogivale.

A 16 ans, on pratique une trépanation dans l'espoir de
lui rendre la parole ; l'opération ne découvrit aucune lésion
et n'eut aucune complication.

Trois mois plus tard, le jeune homme fut pris de crises
convulsives.

Dr WAHL, *in thèse Robert, Paris* 1901 (Crises d'épilepsie
survenant 2 mois après une trépanation).

Emile P..., âgé de 25 ans.

Antécédents héréditaires. — Père alcoolique. Tante en-
fermée à Ste-Anne.

Le 27 décembre 1899, ruade de cheval sur le côté droit
de la tête, perte de connaissance. On constate un enfoncement étendu du frontal. Le malade est dans le coma, avec
hémiplégie gauche. Le surlendemain, persistance de l'état
comateux. La trépanation est décidée. On enlève un fragment osseux enfoncé dans le cerveau ainsi que des caillots.

Le coma persiste 15 jours et cesse vers la troisième semaine, l'hémiplégie tend à régresser lentement. Le malade
quitte l'hôpital.

Deux mois après, crises convulsives généralisées, se re-
nouvelant assez souvent depuis cette époque.

Dr TOUPET, *in thèse Robert* (Crises d'épilepsie jacksonienne, puis généralisée, survenant 3 semaines après la
trépanation).

Abel T..., âgé de 30 ans.

Antécédents héréditaires. — Mère alcoolique, nerveuse, sujette à de violentes colères. Une sœur alcoolique, de caractère difficile, violent, a eu un enfant qui est mort de convulsions.

Antécédents personnels. — Débilité physique. Intelligence peu développée, caractère inégal et emporté.

En avril 1898, chûte de la hauteur d'un troisième étage. Porté à l'hôpital, on constate une fracture du crâne, avec esquilles au niveau de la zône rolandique gauche. Le malade était plongé dans le coma.

Trépanation, suites opératoires très bonnes. 3 semaines après crise très nette d'épilepsie jacksonienne, à type brachio-céphalique. A dater de ce jour, crises convulsives fréquentes qui souvent se généralisent.

Examen du malade. — Aspect hébété. Asymétrie faciale nette. Prognathisme. Voûte palatine ogivale. Dentition bonne.

MARCHAND, *Revue de Psychiâtrie.* (Epilepsie convulsive causée par la trépanation).

Malade de 35 ans, à antécédents névropathiques qui, à 26 ans, eut une hémiplégie gauche avec contracture.

5 ans après, un chirurgien, pensant à une gomme syphilitique, le trépana à droite, au niveau de la partie supérieure des circonvolutions rolandiques.

Le lendemain de l'opération, il eut une crise d'épilepsie ; depuis, les accès sont revenus à intervalles réguliers.

Dr FROGÉ, chirurgien à l'hôpital de Saint-Brieuc. *Société de Chirrugie*, 1901.

Mathurin B..., journalier, entre à l'hôpital de St-Brieuc.

le 30 janvier 1896. Il y a un mois, il a reçu, dans une rixe, un coup de pelle sur la tête. Il n'y a pas eu perte de connaissance, mais au bout d'une dizaine de jours est survenue une paralysie complète des membres du côté gauche.

A son entrée à l'hôpital, on constate une plaie en pleine suppuration, située à la partie supérieure du pariétal droit, intéressant toute l'épaisseur du cuir chevelu, ayant une étendue de 4 centimètres environ. L'exploration au stylet permet de reconnaître une dénudation osseuse et un trait de fracture qui laisse pénétrer le stylet.

La paralysie du bras et de la jambe du côté gauche est absolue, et il existe aussi un peu de paralysie faciale du même côté. L'intelligence est nette, l'état général bon, il n'y a pas de fièvre. Il faut noter, en passant, que cet homme a été autrefois amputé de l'avant-bras droit, à la suite d'un accident de machine à battre.

Opération le 3 février 1896. Après anesthésie, une incision est faite perpendiculairement à la plaie et donne 4 petits lambeaux qui sont détachés à la rugine. Deux couronnes de trépan sont appliquées et permettent d'examiner la dure-mère, qui est déchirée. Et, à travers la substance cérébrale, à une profondeur de 2 centimètres environ, on constate la présence d'une esquille osseuse, qui est extraite avec une pince. Cette esquille, provenant de la table interne, a 3 centimètres de long sur 1 centimètre de large ; successivement, 3 petits autres débris osseux sont enlevés. Après nettoyage exact et minutieux de la profondeur de la plaie, les lèvres en sont réunies par des sutures au crin de Florence, et un petit drain laissé à son angle supérieur.

Suites excellentes. Le troisième jour après l'opération, la paralysie de la jambe gauche disparaît et le malade peut faire quelques pas. Ce n'est que dans la nuit du 7e au 8e jour après l'opération que le bras commence à reprendre

ses mouvements. Le malade sort de l'hôpital au bout de
2 mois complètement guéri.

Au bout de quelque temps survinrent des crises d'épilepsie qui, à partir de ce moment, se répètent environ tous
les mois, et en février 1898, le malade réclame une nouvelle
intervention.

Le 11 février 1898, deuxième opération. On incise la
dure-mère, on explore la substance cérébrale pour voir
s'il ne restait pas une parcelle osseuse, ces recherches sont
négatives. On referma la plaie et la cicatrisation se fit
sans encombres.

Après cette deuxième opération, le 13 février, l'opéré
eut 6 crises d'épilepsie, une autre le 6 mai, puis elles s'es-
pacèrent ; il y eut encore une attaque d'épilepsie le 10
août, une autre le 11 septembre 1898. Ce fut la dernière.
Depuis cette époque, la guérison a été complète. L'opéré
va actuellement très bien, sauf un peu de diminution de
force dans le bras gauche.

Il est évident qu'on ne peut incriminer l'opération,
d'avoir créé les crises, les lésions trouvées à l'intervention
sont suffisantes pour l'expliquer ; d'ailleurs, après la dernière intervention, il n'y a pas eu de récidive.

On voit, d'après la lecture de toutes ces observations,
qu'il s'agit toujours de dégénérés à hérédité nerveuse très
lourde, chez qui la trépanation n'a été, en quelque sorte,
que la cause complaisante des crises d'épilepsie.

Telle est l'opinion de Rochard (Société de Chirurgie,
1901), qui admet que l'intervention ne peut être qu'une
cause occasionnelle s'exerçant sur un terrain prédisposé
alcoolique ou névropathique. Picqué range ces cas parmi
ce qu'il appelle les psychoses opératoires.

Broca, s'il n'admet pas les psychoses opératoires, pense que la crise épileptique est due à une attrition du cer-

veau par une lésion ancienne et que, si l'opération n'est
pas toujours favorable, elle ne peut jamais être nuisible ;
telle est aussi l'opinion de Tuffier.

La solution de cette question en faveur de l'opération a
une certaine importance, non seulement au point de vue
de la thérapeutique chirurgicale, mais encore au point de
vue légal, pour le cas où l'opéré chercherait à rendre responsable le chirurgien de sa nouvelle affection et à la considérer comme une conséquence de l'intervention pratiquée.

Nous tirerons de ces faits une dernière conclusion : c'est
que, quoique les crises convulsives à l'opération ne lui
soient pas imputables, on devra, en face d'un sujet dégé-
néré et à ascendance névroso-alcoolique, s'abstenir souvent de toute intervention.

III. Résultat curatif

La question de la valeur curative de la trépanation est
d'une appréciation malaisée. Ce n'est point que les statistiques publiées ne soient pas nombreuses, mais les opinions
que les auteurs en ont dégagées sont souvent si diamétrale-
ment contradictoires et appuyées sur des cas également
probants qu'il est difficile de se faire une opinion exacte.
Comme l'a fait remarquer très justement Chipault, « il
n'est pas de question où la compilation bibliographique des
faits puisse susciter des raisonnements plus dérisoires. »

Nous allons d'abord étudier les résultats globaux des
principales statistiques, puis nous examinerons les résultats opératoires obtenus avec chaque ordre de lésions ;
pour cela, nous suivrons le plan déjà établi dans notre étude anatomo-pathologique. Dans un troisième paragraphe,

après avoir examiné la valeur positive et négative des faits apportés, nous chercherons à étudier, élucider, de quelles causes dépendent les récidives et de l'étude des causes et de leur gravité, nous tâcherons de dégager des conclusions sur la valeur curative de la trépanation.

I. *Résultat global*

Cette étude ne peut donner qu'un aperçu très général et forcément insuffisant sur la valeur de la méthode. Les statistiques publiées à ce sujet sont nombreuses, nous ne nous servirons que des principales.

La statistique de Mathiolus porte sur 179 cas. On y compte 9 morts, 30 résultats nuls, 61 dont l'observation a été trop écourtée, 9 cas avec amélioration passagère, 21 cas avec amélioration durable. Les guérisons se subdivisent ainsi : 17 cas, avec une durée de 6 mois à un an ; 22, avec une durée de plus d'un an ; 10, ayant dépassé 3 ans. Ce qui fait 40,8 0/0 de succès et 57,2 0/0 d'insuccès.

Dans la statistique d'Etcheverria, qui porte sur 145 cas, il y a 90 guérisons ou améliorations.

Celle de Graf réunit 140 cas. On compte 95 guérisons de 6 mois à 3 ans, 15 améliorations, 84 insuccès, 53 cas trop récents, 9 morts.

Delbet (Congrès de Chirurgie, 1903), a réuni 280 résultats. On trouve 12 morts et 90 insuccès.

Berezowski examina 16 malades opérés à la clinique de Berne : 6 malades guéris, revus entre un minimum de temps de 2 ans à 9 ans ; 5 autres ont présenté des récidives.

Krause (Société de médecine berlinoise, 1905), présente 12 cas d'épilepsie jacksonienne opérés par lui ; il a eu 2 décès, il a eu deux cas de guérison durable, l'un datant de 11 ans, l'autre de 7.

Tilmann (Congrès de chirurgie, 1910), a opéré 266 cas ; il a obtenu 89 guérisons, dont 19 datant de plus de 3 ans.

Amunatégui (Congrès américain de médecine et d'hygiène, Buenos-Aires, 1910), est intervenu dans 7 cas ; il a eu 6 succès ; il est vrai que la date de toutes ces opérations est assez récente.

Au milieu de tous ces résultats souvent contradictoires, il est difficile de porter un jugement, tout au plus on peut en dégager cette impression ; c'est que dans la plupart de ces statistiques, le pourcentage de récidives est très important, dépasse le nombre de guérisons et, pour beaucoup de ces dernières, la précocité des résultats ne leur donne pas encore droit de cité.

Nous trouvons, en effet, chez Mathiolus, 40 0/0 de guérisons, mais à peine 10 cas ayant dépassé 3 ans.

Chez Graf, 95 guérisons sur 136 cas, mais beaucoup ne remontent pas au-delà de 6 mois.

Krause compte deux cas seulement de guérison datant l'une de 11 ans, l'autre de 7 ans. Tilmann, 19 seulement datant de plus de 3 ans. Seule, la statistique d'Etcheverria compte 90 guérisons sur 145 cas, mais la plupart de ces opérés n'ont été observés que pendant les suites opératoires, c'est-à-dire pendant un temps relativement court et insuffisant.

Tels sont les résultats généraux de l'intervention ; ils englobent aveuglément les suites d'opérations non identiques faites pour des lésions de gravité et nature différentes. Il y a lieu d'étudier maintenant à part, les résultats des interventions pratiquées pour chacun des groupes de lésions : crâniennes, méningées, encéphaliques, d'examiner leurs succès ou leurs insuccès respectifs, de manière à pouvoir établir une échelle de gravité et de pronostic opératoire variable avec chaque catégorie.

II. *Résultats suivant chaque catégorie de lésions*

Graf, sur 76 interventions sur le crâne, sans qu'on ait touché le cerveau, donne 19 guérisons, 8 améliorations, 21 résultats nuls, 4 morts, 25 cas trop récents.

Ce sont surtout sur les résultats colligés par Delbet que nous nous appuierons, car son travail contient les statistiques antérieures.

a) La trépanation simple a donné, pour 15 cas, 15 succès opératoires, avec 7 guérisons et 8 récidives ou résultats nuls, soit 53,3 0/0 d'insuccès ; 4 de ces cas s'expliquent par la suppression d'une lésion locale. Dans le cas d'Adams, la trépanation faite après une fracture compliquée permet la désinfection du foyer. Dans le cas de Chavasse, les os sont amincis, suspects d'ostéite. Dans un troisième, Lannelongue dégage la dure-mère prise entre deux fragments. Dans un quatrième cas, Gerster et Sachs trouvent la dure-mère épaissie. De même, des malades non guéris, trépanés une seconde fois, ont été améliorés.

b) La trépanation, pratiquée pour enlever un fragment osseux déprimé, pour extirper une esquille superficielle, pour supprimer une exostose comprimant le cerveau, a donné, sur 51 cas, 43 guérisons complètes, 7 échecs, 4 améliorations, soit 20,3 d'insuccès ; pour les 11 cas où la trépanation n'eut pas de résultats, on trouve un malade manifestement alcoolique et rentrant donc dans la catégorie de malades dont nous avons parlé plus haut. Pour les autres cas, il y avait une trépanation insuffisamment large, ce sont les cas de Leciensac (th. 1890, obs. 190) ; de Kocher (in Berezowski) ; d'Eskridge (Méd. news. Philad., 1894, obs. 11) ; de Carrière (in th. Rey, obs. 12), et une opération

5

insuffisamment profonde dans les cas de Navratil (Ungarische méd.-chirurg. Presse, 1909, obs. I) ; d'Abreiza (Barcelone, 1888, obs. II) ; de Wheeler (Soc. royale de méd. d'Irlande, 1892, obs. III) ; dans ces cas on avait laissé dans la profondeur des cicatrices des plaques de méningite, un épaississement de la dure-mère, un abcès cérébral.

c) La trépanation avec ablation d'un corps étranger, esquille, projectile, donne aussi de bons résultats : 38 observations avec 29 succès, 9 échecs, soit 26,9 0/0 d'insuccès.

d) La trépanation avec simple incision de la dure-mère donne déjà des résultats inférieurs ; sur 50 cas, il y a eu 24 échecs et 5 morts, contre 21 succès, soit 57 0/0 d'échecs.

e) La trépanation pour lésions sus-dure-mériennes, kystes et hématomes, a donné de bons résultats. Villar (Congrès de chirurgie, 1903), en a présenté 4 cas sans récidive, malheureusement les malades n'ont pu être observés longtemps. Friedrich (Congrès de Berlin, 1910), en a présenté un cas guéri depuis 3 ans. Wendel n'a eu qu'une crise convulsive en 3 ans pour un cas analogue. Schaack Berl. z. Klin. Chir., 1910), sur 4 cas d'épilepsie traumatique par kyste, a eu 3 succès remontant à plus de 3 ans, le quatrième n'a eu que légères et rares attaques.

f) La trépanation avec excision des méninges comporte d'après Delbet : 13 échecs, dont 1 mort, sur 41 cas, soit 36,6 0/0 d'échecs ou d'insuccès.

g) Nous en arrivons maintenant aux opérations sur le cerveau ; le cerveau peut être malade ou bien paraître macroscopiquement sain.

La simple incision ou grattage du cerveau, sur 21 cas, a donné 8 succès et 13 échecs, et encore dans ces 8 cas heu-

reux y a-t-il 5 abcès, les uns relativement simple, les
échecs sont presque tous des kystes cérébraux.

37 excisions donnent 29 succès et 8 échecs ; certains de
ces cas sont à noter : Horsley (British med. journ., 1887,
obs. VI), devant son malade endanger de collapsus, n'extirpe pas le kyste complètement, les crises réapparaissent.

Novratil (Ungar. Med. Chirurg. Presse, 1909, obs. II)
incise un kyste ; il a une récidive, il fait la trépanation et
obtient la guérison du malade.

Il ne nous reste plus qu'à examiner les résultats opératoires dans l'excision du cerveau en apparence sain.

Les chiffres de Graf sont les suivants : sur 19 excisions, il y a 6 guérisons, 1 amélioration persistante, 4 résultats nuls, 8 cas trop récents.

Delbet compte sur 21 cas 10 échecs et une mort.

Ces chiffres ne nous renseignent qu'incomplètement sur
la valeur exacte de la méthode ; il y a lieu de l'étudier
d'un peu plus près.

En effet, le principe de celle-ci repose sur deux notions :

1° « L'extirpation d'un centre moteur cortical entraîne
l'impossibilité des mouvements convulsifs dans le ou les
groupes de muscles qui tirent leur innervation volontaire
du centre extirpé. » Raymond.

2° L'extirpation d'un centre moteur n'entraîne nulle-
ment une paralysie complète et durable des muscles innervés par ce centre et ne détermine que des troubles passagers. Ces derniers n'auraient d'ailleurs rien de commun
avec la paralysie proprement dite. Ils consistent « surtout dans une maladresse et une lenteur des mouvements
qui exigent une certaine délicatesse ou l'association de
plusieurs groupes de muscles, puis dans un défaut de
spontanéité. » (Raymond). Ainsi, si l'on extirpe le centre
moteur des doigts, ces derniers n'obéissent plus aux inci-

tations qui leur sont destinées spécialement, mais ils participent aux mouvements volontaires exécutés par l'ensemble du membre supérieur. Bref, comme l'a dit Raymond, ces désordres relèvent plutôt de l'incoordination que de la paralysie ; il les désigne sous le nom d'ataxie corticale.

Quoiqu'il en soit, pour nous rendre un compte exact de la valeur de la méthode, il nous faut contrôler ces deux principes généraux, dont elle découle, et élucider : 1° si l'extirpation des centres supprime réellement les crises d'épilepsie ; 2° si elle n'entraîne pas, quoiqu'on en ait dit, des troubles paralytiques durables.

Dans cette recherche, nous nous servirons du travail de Braun (Deut. Zeit. f. Chirür. 1898), et nous nous appuierons sur la haute compétence du professeur Raymond.

1° *L'excision d'un centre cortical supprime-t-elle les crises épileptiques ?*

Nous nous appuierons sur un total de 31 cas, dans lesquels l'excision a été faite. Ces cas se répartissent en 3 catégories. Dans une première, l'extirpation a été faite à l'aide de l'excitateur électrique. Dans une seconde, elle fut pratiquée à l'aide des données d'anatomie topographique. Dans une troisième, on a fait l'extirpation d'un foyer cérébral au voisinage du sillon de Rolando.

Le premier groupe comprend 15 cas ; ils se répartissent ainsi : dans 5 cas, il y a eu insuccès thérapeutique complet ; dans 5 cas il y a eu amélioration ; dans 5 autres, il y a eu une guérison durable.

Voici d'ailleurs les faits :

Horsley, *Annals of Surgery*, 1896, *p.* 1286, *v.* 24.

Homme de 39 ans, sujet à des attaques convulsives depuis l'âge de 22 ans, débutant par l'épaule gauche et se généralisant ensuite. Opération le 28 janvier 1890. Extirpation, à l'aide de l'excitation électrique, du centre des muscles de l'épaule. Les attaques convulsives, supprimées pour quelque temps, se sont reproduites.

SACHS und GERSTER, *Deut med. Woch.*, 1896, n° 35, *p.* 559.

Homme de 24 ans, ayant fait une chute sur l'occiput. Un an plus tard, attaques convulsives limitées au bras et à la jambe gauches. Première opération pratiquée : trépanation et incision de la dure-mère au niveau du centre du bras (hémisphère gauche).

Deuxième opération le 8 mars 1892 : excision du centre du membre supérieur droit, précisé par l'excitation électrique. Reproduction des crises. Mais consécutivement, parésie du bras droit, qui s'est dissipée au bout de deux semaines.

NANCRÈDE, *Annals of Surgery*, v. 24, *p.* 197.

Homme de 30 ans, ayant subi dans l'enfance une fracture du crâne intéressant la région fronto-pariétale.

Depuis 18 mois, crises convulsives, dont la fréquence allait en augmentant. Ces crises débutaient par le pouce, la commissure labiale gauche ; pas de perte de connaissance. Extirpation des centres épileptogènes, précisés par l'excitation électrique. Après l'opération, les attaques, d'abord fréquentes, se sont espacées. Mais il s'est produit une parésie du bras et de la jambe gauche. Deux mois plus tard, accès de manie aiguë ; réapparition de crises convulsives très fréquentes. La parésie motrice du membre supérieur gauche persistait, avec contracture de la main gauche.

Sachs et Gerster, *Am. Journ. of Med. Sciences*, 1892, 505.

Garçon de 15 ans, chute sur le crâne à l'âge de 9 ans. Un an après, première crise, débutant par une déviation de la tête à droite, puis les convulsions agitèrent la main droite et le membre inférieur correspondant et se généralisèrent ensuite. D'autres crises semblables se renouvelèrent.

Extirpation, sous le contrôle électrique, du centre du membre supérieur droit. Il y eût une crise douze heures après l'opération ; celles-ci se renouvelèrent.

Le membre supérieur droit fut frappé de parésie, qui ne dura que 48 heures.

Raymond-Doyen, *Leçons sur les maladies du système nerveux*, 1901.

B..., âgé de 45 ans. Le 11 juillet 1897, traumatisme à la tête par une manivelle tournant à toute vitesse. Le 15 février, crise convulsive débutant par la main gauche, puis perte de connaissance. Les crises se reproduisent malgré l'emploi du bromure. Dans les intervalles des crises, il y a eu une série de secousses limitées aux doigts et à la main gauche.

Trépanation en deux temps par Doyen le 28 avril 1898, sous le contrôle électrique ; excision du centre cortical correspondant aux doigts de la main gauche.

Le 5 mai, petites crises de convulsions, limitées d'abord aux doigts, puis gagnant le pouce ; en outre, légers frémissements du côté gauche de la face.

Examen du 20 juillet : Les crises convulsives ont reparu ; elles débutent par des mouvements alternatifs de flexion et d'extension des doigts de la main gauche, puis par des contractions de l'orbiculaire gauche et de l'aile du nez.

B... était complètement paralysé du membre supérieur gauche ; par un effort énergique, il parvenait à fléchir un peu les doigts ; les troubles parétiques étaient établis progressivement depuis un mois.

Depuis 15 jours, il ne marchait que difficilement, en raison de la faiblesse progressive de sa jambe gauche. Or, quand on examinait isolément la motilité des divers segments du membre, on ne constatait aucun trouble parétique. De plus, dans sa démarche, il n'avait rien de commun avec celle des hémiplégiques et péchait plutôt par maladresse.

Au repos et dans les mouvements, on notait de l'asymétrie faciale. Le sourcil gauche était plus abaissé que le droit ; de ce côté, l'œil était moins ouvert ; le sillon nasolabial se dessinait mal ; il y avait une certaine gêne dans la mastication.

L'hémiplégie gauche a progressé, obligeant le malade à s'aliter. Cinq mois après l'opération, il est mort, à la suite d'une attaque syncopale.

NANCRÈDE, *Médical News*, 1889, p. 585.

Jeune homme de 27 ans, victime, à 9 ans, d'un traumatisme portant sur la région temporale gauche. A la suite, crises convulsives, qui sont allées en augmentant. La crise débutait par le pouce, qui se contracturait en flexion, puis les autres doigts et la main se mettaient en extension, l'avant-bras en pronation, le bras en flexion, la tête s'inclinant du côté droit. Les convulsions se généralisaient ensuite, mais prédominaient à droite.

Trépanation. Destruction d'adhérences méningées au ni-

veau des deux tiers inférieurs de la zone rolandique. Excision du centre du pouce sous le contrôle électrique.

A la suite de l'opération, paralysie complète du pouce,
parésie de la main, des autres doigts, de la langue, de la
moitié droite de la face, aphasie. Ces phénomènes rétrocè-
dent au bout de 20 jours, à l'exception de la paralysie du
pouce. Les crises convulsives ont récidivé 30 mois après

NANCRÈDE, *Annals of Surgery*, 1886, v. 29, p. 125.

Homme de 24 ans, ayant subi une lésion traumatique
au côté gauche du crâne. Deux ans plus tard, crises d'épilepsie. Elles débutaient par un spasme de la commissure
labiale droite et par des mouvements convulsifs dans l'ar-
ticulation du poignet. ; il n'y a jamais eu de perte de connaissance. Opération 7 ans après l'accident. Extirpation,
sous le contrôle électrique, des centres épileptogènes. Il
s'en est suivi une paralysie de la moitié droite du visage,
de la langue et d'une aphasie complète qui a duré pendant
9 jours. La paralysie s'est dissipée au bout de 3 semaines.

Le malade a eu des crises 2 jours après l'opération, puis
est resté 3 ans sans en avoir. Finalement, il a eu de nouvelles attaques.

PARKER, RUSHTON and GOTCH, FRANCIS, *Br. Med. Journ.*,
1893, p. 1101.

Au mois d'octobre 1891, un garçon de 9 ans fait une chute
sur le côté droit de la tête. Neuf semaines après, léger
tremblement de la main gauche, suivi de secousses cloniques. Peu à peu, ces crises augmentent d'importance. Elles
commençaient par un mouvement d'écartement des doigts,
puis l'avant-bras exécutait des mouvements de flexion sur

le bras, la tête s'inclinait à droite, même déviation des yeux. Ces crises étaient devenues très rapprochées.

Le 17 décembre 1892, extirpation des centres dont l'excitation électrique provoquait des contractions du pouce et des mouvements du poignet. Pendant les cinq mois qui ont suivi, le nombre des attaques s'est abaissé progressivement.

ESKRIDGE, *The Med. News*, 1894, v. 65, p. 395.

Femme de 35 ans, ayant fait une chute sur la région fronto-pariétale gauche à l'âge de 4 ans. Dans le cours des années suivantes, elle a eu des secousses dans la main droite. Plus tard, les attaques débutaient par une sensation de raideur dans les doigts et le pouce de la main droite, puis la main se fermait et l'avant-bras se fléchissait sur le bras.

En 1894, trépanation. On extirpe une zone corticale dont l'excitation provoquait des mouvements du pouce et de l'index de la main droite.

Après l'opération, paralysie partielle du pouce et totale de l'index ; les mouvements du petit doigt, de l'annulaire et du médius étaient très limités. Les interosseux étaient paralysés, à l'exception de celui du petit doigt ; de même les muscles de la moitié droite de la figure. Les jours suivants, la paralysie de la main droite et du coude était complète ; il existait de l'embarras de la parole, la langue était déviée à droite. On soupçonna une hémorragie méningée de causer ces accidents ; on rouvrit la plaie, on ne trouva rien. Au bout de quelques jours, les signes de paralysie se dissipèrent.

Quinze jours après l'opération, les crises réapparurent.

On soumit le malade au traitement bromuré ; les accès cessèrent.

BENDA, *Verhandl. d. deut. Gesells. f. chir.*, 1891, p. 1...

Canonnier tombe de cheval ; blessure de la région pariétale gauche. Dix-huit mois après, attaque subite avec perte de connaissance. Les crises, mieux observées, se caractérisèrent ainsi : elles débutent par un tremblement dans le pied droit, puis des secousses cloniques envahissent le membre inférieur droit, le membre supérieur se raidit. Les spasmes envahissent le côté opposé avec moins de violence.

Trépanation. A l'aide de l'excitation électrique, extirpation du centre moteur de la jambe sur une étendue d'une pièce de 50 centimes. Le malade présenta une paralysie passagère du membre supérieur droit. Les crises d'épilepsie se sont reproduites.

LLOYD and DEAVER, *Am. Journ. of. Med. Sciences*, 1888, v. 96, p. 447.

Un homme de 34 ans avait reçu, à l'âge de 15 ans, un coup de pied de cheval sur la tête. Six ans plus tard, attaques convulsives. Les crises débutaient par une aura dans l'index et le médius de la main gauche, puis les doigts et l'avant-bras se fléchissaient, la tête se tournait à droite, le bras et la jambe gauche se raidissaient. Bientôt la tête se tournait vers la gauche, les doigts de la main gauche se relâchaient, le malade ouvrait la bouche, qui se déviait vers la gauche. Puis le bras et la moitié gauche de la face étaient envahis par des convulsions cloniques. La connaissance était conservée partiellement.

Opération le 12 juin 1888. Par l'excitation électrique, on détermina des mouvements des doigts, de la main, de l'a-

vant-bras et du bras à gauche. On excisa des fragments
d'écorce, l'un en arrière de la scissure de Rolando, les
deux autres en avant.

Après l'opération, paralysie du bras gauche et de la moitié gauche de la figure. Au bout de quelques jours, paralysie des fléchisseurs des doigts. Au bout de 5 semaines,
ces accidents paralytiques ont rétrocédé en partie.

Les crises convulsives se sont reproduites dans les six
premiers jours après l'opération, puis elles ont cessé. Dans
les trois mois qui ont suivi, il n'y a pas eu une seule attaque. La moitié gauche de la face était toujours paralysée,
ainsi que les fléchisseurs de la main gauche.

HORSLEY, *Brit. Med. Journ.*, 1890, t. II, p. 1286.

Un homme de 40 ans était sujet, depuis l'âge de 25 ans,
à des crises convulsives, qui débutaient par des secousses
dans les doigts et dans la jointure du poignet. Horsley trépana au niveau du genou de la scissure de Rolando, excisa
le centre des mouvements des doigts et de la main. Six mois
après, le malade n'avait pas eu de nouvelles attaques.

KEES, *Am. Journ. of Med. Sciences*, 1891, p. 219.

Négresse de 39 ans, ayant subi dans l'enfance un traumatisme de la moitié gauche du crâne. Peu de temps après,
crise d'épilepsie. Ces crises, rares pendant une période de
11 ans, ont ensuite augmenté de fréquence. Elles débutaient par une flexion des doigts et de la main à droite,
puis, survenaient de violents mouvements de supination de
la main et des secousses dans le bras. Il y avait perte de
connaissance. Il y avait une dépression sur la partie gauche du crâne, au niveau du sillon de Rolando.

Trépanation. Adhérences de la dure-mère à l'écorce. Par l'excitation électrique, on provoque des mouvements des doigts et des secousses cloniques du bras droit. On excise le territoire ainsi circonscrit, ainsi que deux kystes dure-mériens.

Après l'opération, les doigts et le poignet furent paralysés à droite. Les mouvements du coude et de l'épaule s'exécutaient sans vigueur. La paralysie mit un certain temps à se dissiper.

La malade a été revue 8 mois après l'opération. Dans l'intervalle, elle n'a pas eu une seule crise.

Sachs und Gersten, *Deut. med. Woch.*, 1896, n° 35, p. 558.

Jeune homme de 21 ans, ayant reçu un coup sur la tête. Quelques années plus tard, secousses convulsives dans le pouce droit, suivies de crises d'épilepsie ; il eut plusieurs crises, puis tout se calma. Six mois après, les crises convulsives réapparurent.

Une première intervention fut interrompue par suite de l'état de l'opéré ; la reproduction des crises rendit une seconde intervention nécessaire. Par l'excitation électrique, la moitié inférieure du centre cortical du bras droit fut déterminée et excisée. Cinq jours après, légère attaque, consistant en des secousses de l'œil droit, des paupières droites et de la moitié correspondante du nez. Il existait une légère paralysie de la main droite, avec anesthésie, qui s'est amendée les jours suivants. Pendant les premiers mois, le malade présentait un peu de dysarthrie.

Dans l'espace de 14 mois, il n'y a pas eu une seule crise convulsive ; la dysarthrie et la parésie de la main droite ont disparu.

Braun, *Deut. Zeits, f. Chir.*, 1898, t. 48, p. 223.

Il s'agit d'un homme de 19 ans. A l'âge de 12 ans, il avait été atteint, au côté droit du crâne, par un seau plein de mortier tombé d'un quatrième étage. Le jour de l'accident, il y eut des secousses insolites des membres du côté droit ; pendant une semaine, l'enfant ne put parler ; le côté gauche fut paralysé. Tous ces phénomènes s'amendèrent lentement.

Quatre ans après l'accident, première attaque d'épilepsie, suivie d'autres. Elles consistaient en des secousses toniques et cloniques de l'avant-bras gauche, suivies de secousses semblables de la jambe gauche et de la moitié gauche de la nuque. Jamais il n'y eut de perte de connaissance.

Une première intervention permit l'extirpation d'un kyste du volume d'un œuf de poule rempli d'un liquide limpide.

A la suite de cette opération, les crises se reproduisirent. Une seconde opération fut pratiquée. Elle consista dans l'extirpation d'un fragment osseux, épaissi à l'endroit où, par l'excitation électrique, on provoquait des mouvements du membre supérieur opposé. Les crises augmentèrent de fréquence et d'intensité.

Une troisième opération permit l'extirpation du centre des mouvements de la main gauche. Deux mois après, il y eut une paralysie de la main gauche, qui persista une dizaine de jours. Pendant les premiers jours qui suivirent l'opération, il y eut encore quelques légères crises, puis elles ont cessé. La guérison se maintenait au bout de six mois.

Nous avons maintenant à examiner une seconde catégorie de cas où l'excision des centres a été guidée par les

données d'anatomie topographique. Ces cas sont assez rares. Braun, dans son travail déjà mentionné. n'en cite que
4 cas. Les résultats sont peu brillants. Nous relevons un
échec complet et, dans les trois autres, la période d'observation n'a pas dépassé six moix. Voici l'indication de
ces quatre cas :

1° Starr. — Brain Surgery. New-York Wood, 1893,
obs. 2 ;

2° Cosseli. — Trépanation dans l'épilepsie traumatique.
Société italienne de Chirurgie, 1891, p. 17, obs. 2 ;

3° Antona. — Idem 1893, p. 147, obs. 3 ;

4° Warnots. — Sur la chirurgie cérébrale. Congrès français de Chirurgie, 1893, p. 483.

Dans une troisième catégorie, on a procédé à l'excision
d'un foyer dans l'aire de la zone motrice. Les résultats se
répartissent ainsi :

Trois cas aboutirent à un échec complet.

Knapp et *Post*. — Boston medical and surgical journal,
7 janvier 1892.

Starr. — La chirurgie de l'encéphale, obs. 3.

Dana et *Curtis*. — Cas d'épilepsie jacksonienne traité
par l'excision des centres corticaux. The Post graduate,
1897, v. XI, p. 305.

Trois autres cas à une amélioration.

Kocher. — Deutsche Zeitschrift fur chirurgie, 1892, t.
XXVIII, p. 45.

Poppert. — Deutsche medicin. Wochenschrift, 1896,
page 449, obs. XI.

Tropé. — 1893, 22, ten. Congress., page 55.

Dans 6 autres cas, l'opération a été suivie de la suppression des attaques convulsives.

Brenner. — Wiener Klinische Wochenschrift, 1894, n° 4
page 68. Durée d'observation, onze mois.

Navratil. — Beitrage zur Hirnchirurgie. Stuttgard 1889, obs. 2. Durée d'observation, 11 mois.

Hochtnegg. — Wiener Klin. Wochenschrift, 1892, n° 23, page 256. Durée d'observation, 18 mois.

Kocher. — (in Berezowski). Durée d'observation, 30 mois.

Kummell. — Deutche. med. Wochenschrift, 1892, n° 23, page 256. Durée d'observation, 3 ans 1/2.

Poppert. — Loc. cit., obs. I. Durée d'observation, 4 ans.

Si maintenant nous examinons en bloc ces 31 cas, nous arrivons aux constatations suivantes : 9 cas ont abouti à un échec complet ; 9 ont été améliorés temporairement ; 13 ont été présentés comme guéris, opinion assez hasardeuse, car ces malades furent incomplètement suivis. Dans 3 cas seulement, l'observation post-opératoire a dépassé 3 ans. Le résultat est loin d'être brillant ; il répond mal aux espérances qu'on avait fondées sur cette méthode.

On a essayé d'expliquer ces échecs et de leur apporter quelques circonstances atténuantes.

Les uns ont incriminé l'influence de l'ancienneté des lésions et tâché d'expliquer ainsi l'inefficacité de l'opération. Braun a bien montré le peu de fondement de cette assertion. Il est bien des cas nouveaux qui ont récidivé aussi bien que les anciens. Chez le malade de Raymond, l'accident traumatique initial était survenu le 11 juillet 1897, l'opération fut pratiquée en avril 1898 et sans résultat. Tout ce qu'on peut dire, c'est que l'ancienneté des lésions aggrave simplement le pronostic opératoire.

On a prétendu aussi que la cause des échecs était due à une extirpation incomplète des centres. Ainsi, dans le cas de Winkler, ce n'est qu'à la troisième intervention que le chirurgien parvint à isoler un centre dont l'excitation électrique reproduisit le début de la crise, l'extirpation amena un bon résultat, tandis que les excisions antérieures avaient été faites sans succès. L'argument serait très juste si l'on pouvait démontrer la généralité de ces excisions incomplètes. Or, nous voyons que dans tous les comptes-rendus des opérations, l'examen des centres corticaux a été poussé jusqu'à ce que l'excitation électrique n'amenât plus la production des mouvements convulsifs, établissant ainsi que l'extirpation était complète. Un exemple entre tous. Nancrède enleva un centre épileptogène après l'avoir déterminé par l'électrisation ; il constate qu'après son extirpation les courants ne provoquent plus la moindre contraction et cependant les crises continuent comme auparavant.

En somme, en présence de cette grosse majorité de cas malheureux, en face de la faible proportion des guérisons, on peut dire que, contrairement aux données physiologiques, l'excision des centres épileptogènes n'aboutit que très rarement à la suppression des crises.

On peut même se demander si les guérisons obtenues n'ont pas été le fait d'autres manœuvres : trépanation ou suppression d'adhérences, par exemple, plutôt que celui de la suppression des zones épileptogènes, et si cette même extirpation de ces centres épileptogènes n'est pas et toujours absolument impuissante à guérir les crises épileptiques. En effet, pourquoi l'ablation d'un centre cortical nous donne-t-il des paralysies, mais des paralysies passagères ; c'est qu'à la longue, ces centres absents sont suppléés dans leurs fonctions par d'autres territoires de l'écorce. Alors on peut faire cette hypothèse, que, puisqu'il peut se faire des suppléances normales, rien n'empêche qu'il ne se fasse aussi des suppléances pathologiques dans le cas d'épilepsie ; ce serait une sorte de transmission d'habitudes épileptogènes cédées à d'autres territoires de l'écorce.

Déjà, Frânkel avait prétendu que lorsque l'épilepsie est déjà de quelque durée, des centres épileptogènes secondaires prennent naissance au voisinage du centre primitif. Putnam (Boston med. and surg. Jour., 1892), a prétendu qu'avec une certaine ancienneté des crises épileptiques, il se crée un « état épileptogène de tout le cerveau », qui ne pourrait être guéri par une intervention sur le cerveau.

Il reste maintenant à examiner si la pratique de l'excision des centres présente toute l'innocuité que l'on lui a prêté. Cette question doit être envisagée sous un triple rapport : mortalité opératoire, aggravation des crises, pronostic des paralysies post-opératoires.

La mortalité opératoire est très faible, c'est à peine si nous trouvons quelques morts dans les statistiques ; elle ne dépasse pas la moyenne des opérations crâniennes.

Au point de vue de l'aggravation des crises, les expériences de Hirtzig et de Luciani pourraient donner quelques appréhensions. Ces auteurs constatèrent, en effet, que les animaux chez lesquels ils enlevaient les centres moteurs devenaient épileptiques à la longue. N'en serait-il pas de même pour des opérations identiques faites sur l'homme ? Il n'en est rien, les faits prouvent suffisamment que ces derniers n'ont jamais aggravé les crises ; elles ne les ont pas modifiées le plus souvent, mais pas non plus augmentées.

Reste la question des troubles paralytiques consécutifs à l'opération et qui nous sont présentés comme toujours bénins et de courte durée. Sans doute, dans la plupart des cas, il en est ainsi, mais il s'en faut que la guérison soit toujours la règle. Le malade de Warnots conservait une paralysie du pouce 7 mois après l'opération ; celui de Nancrède avait une parésie persistante du bras gauche deux mois après l'opération. Celui de Lloyd et Deaver garda une paralysie du côté gauche de la face et des fléchisseurs des doigts de la main gauche. Enfin, le malade de Raymond a vu consécutivement à l'opération s'établir une hémiplégie gauche progressive.

Ainsi donc, la méthode de la résection des centres corticaux, sains en apparence, est souvent infructueuse et peut être inutile et quelquefois dangereuse. Elle ne doit pas être pratiquée systématiquement et n'être mise en pratique qu'après échec d'autres interventions si on décide de tenter une dernière chance, si encore on pouvait reconnaître qu'un centre, en apparence sain, est malade en réalité. Keen et Mill (Amer. journ. of med., 1891), ont bien prétendu « que l'électrisation d'un centre malade donne des résultats différents de celle d'un centre sain ; le courant faradique au niveau d'un centre intact ne provoquerait des mouvements que dans les muscles innervés par ce centre, tandis que si le centre sain en apparence est malade, le courant reproduirait l'épilepsie telle que la présente le sujet. » Jusqu'ici, rien n'est venu confirmer ces assertions. Pour toutes ces raisons, la plupart des chirurgiens actuels rejettent l'opinion d'Horsley ; parmi eux nous pouvons citer les opinions toutes pessimistes de Mac Ewen, Lucas-Championnière, de Forgue, de Broca, de Chipault, de Morin, etc.

Dernièrement Krause (Congrès de Berlin, 1910), s'est élevé, il est vrai, contre la défaveur qui a frappé l'opération d'Horsley. D'après lui, cette opération serait délaissée à tort. Sur 49 cas opérés de cette manière, il n'a perdu que 4 malades, dont un opéré dans un état déjà très précaire. Parmi ces malades, 6 peuvent être considérés comme définitivement guéris, vu le temps écoulé depuis l'opération. Un de ces malades se maintient depuis 6 ans, deux autres depuis 7 ans, un autre depuis bientôt 15 ans.

Récapitulation générale des résultats

Nous en arrivons avec Tilmann, à cette conclusion qui, au premier abord, paraît paradoxale, c'est que les chances de guérison sont d'autant plus fortes que les lésions sont plus nettes et plus caractérisées ; lorsque celles-ci font défaut, l'échec est à peu près constant, Ainsi pour le cerveau, les résections des centres qui paraissent sains ou avec des lésions légères ne donnent que de rares guérisons, alors que la proportion de cas heureux s'élève davantage lorsque on à affaire à des dégâts plus macroscopiques, tels que kystes et cicatrices.

Pour les méninges, comment ne pas comparer les bons résultats dans le cas de kystes sus-dure-mériens avec les insuccès nombreux dans le cas d'adhérences méningées, soit crâniennes, soit surtout cérébrales.

Pour le crâne c'est l'ablation d'hypérostoses, d'esquilles, de corps étrangers qui ont donné les meilleurs résultats.

Et maintenant, si l'on veut établir une gradation de gravité entre les lésions diverses productrices d'épilepsie, on trouve, en allant par ordre décroissant de gravité, les lésions cérébrales, puis des méninges, enfin les lésions crâniennes qui, dans toutes les statistiques et résultats, ont donné les cas les plus favorables : 20 0/0 seulement d'échecs dans la statistique de Delbet.

Considérations sur la valeur pratique des résultats.

Nous sommes en présence de deux ordres de faits : 1° les insuccès opératoires, prédominant de beaucoup ; 2° les cas heureux, les succès.

On pourrait se contenter d'un bref parallèle, établir le rapport numérique entre ces deux groupes et conclure ainsi sur une donnée en apparence inattaquable.

A notre avis, ces conclusions ne seraient pas logiques, et il nous reste à examiner si les résultats obtenus sont bien établis scientifiquement et s'ils ne portent avec eux une cause d'erreur qui diminue leur valeur.

Pour les insuccès, il n'y a pas à épiloguer ; le fait est brutal, une opération a été faite, il n'y a pas eu d'amélioration après elle, le résultat peut être enregistré sans restriction.

Pour les succès, c'est autre chose, il y a lieu de discuter leur valeur.

On peut tout d'abord les diviser en deux classes : les améliorations plus ou moins durables et les guérisons.

Les améliorations sont fréquentes après l'opération ; il se produit souvent, pendant quelque temps, une diminution dans la fréquence et la gravité des crises. Mais cette amélioration ne se maintient ordinairement pas.

Restent maintenant les guérisons données comme stables. Pour qu'on ait le droit de conclure ainsi, il faudrait suivre les malades, en quelque sorte, toute leur vie — ce qui est presque impossible. Aussi a-t-on cherché à déterminer la durée minima au bout de laquelle une guérison puisse être considérée comme définitive. Les auteurs ne sont pas d'accord sur l'extension à donner à cette période d'attente. Braun la fixe à 3 ans, Horsley et Raymond à 5.

Même en admettant cette durée, en somme tout à fait arbitraire, combien déjà devons-nous rabattre de ces cas rapportés comme guérison. En effet, la plupart du temps, l'observation du malade a été beaucoup plus courte. Nous voyons communément dans les observations des délais de 6 mois, de 15 mois ; mais des périodes de 3 ans sont déjà très rares. Comment alors pouvoir rapporter en toute sûreté comme guéris des malades si rapidement perdus de vue ?

D'ailleurs, même en supposant qu'on ait pu observer tous les malades dans les délais ainsi prescrits, on n'aurait pas le droit de conclure à la guérison. Les faits ici viennent infirmer nos règles. Très souvent, en effet, l'épilepsie sommeille, en quelque sorte, et n'apparaît que longtemps après le traumatisme ; d'autres fois, et non pas rares, avec des crises d'épilepsie déclanchées par le traumatisme, le malade, soit spontanément, soit sous l'influence du traitement bromuré, jouit de très longues rémissions, dont la durée dépasse de beaucoup 3 et même 5 ans. Nous pourrions citer ici de ces cas en très grand nombre ; quelques exemples suffiront ; pour les autres, nous renvoyons à la lecture des observations.

Le malade de M. le professeur Forgue a eu sa première crise six ans après l'accident. Celui de Nancrède avait subi un traumatisme dans l'enfance ; il a eu sa première crise à 34 ans. Dans le cas de Deaver, l'intervalle était de 6 ans. Le malade de Keen avait eu une crise d'épilepsie quelque temps avant le traumatisme ; pendant les 11 ans qui suivirent, elle n'eut que deux attaques. Le jeune homme de Braun, après des secousses convulsives consécutives au traumatisme, a attendu quatre années sa seconde crise. Le malade d'Aldrich a eu ses crises 11 ans après le traumatisme. Dans le cas de Fontoynont, il y avait eu une crise

d'épilepsie après le traumatisme ; la seconde a apparu
6 ans après. Tilmann a rapporté trois cas de traumatismes
crâniens dans lesquels les crises apparurent presque tout
de suite après, puis disparurent et ne revinrent que longtemps après : 20 ans dans un cas, 30 ans dans l'autre.

Si les choses se passent ainsi spontanément, si l'épilepsie peut bénéficier ainsi de longues rémissions, il peut en
être de même pour nos opérations. Rien ne prouve que,
longtemps suivis, l'on n'eût pas vu réapparaître les crises
chez les malades étiquetés comme guéris. Et en fait, que de
ces cas postérieurement revus ont récidivé, qui étaient
portés comme succès définitifs dans les statistiques ! Nous
croyons utile d'en reproduire ici quelques observations.

T. LEDDERHOSE. — Homme opéré en 1890 pour crises
d'épilepsie jacksonienne à droite, à début facial, consécutive à un traumatisme ayant porté sur la région temporale
gauche. Trépanation sur la cicatrice qui répond au centre
de la face. Ouverture d'un abcès du lobe pariétal. Disparition des crises pendant un an. Cas publié comme guéri en
1891 (Deut. med. Vochens.)

La guérison s'est maintenue pendant 7 ans, puis les
crises convulsives ont réapparu, sont devenues plus inten-
ses, se généralisant à tout le côté droit, suivies de perte
de connaissance. Trépanation douze ans après la première.
On trouva au dessous de la cicatrice un kyste gros comme
une cerise, logé dans l'écorce. Guérison à nouveau et persistante depuis 3 ans (Deut. med. Wochens., 1906).

BRAUN. — Homme opéré en 1889-1890 pour crises d'épilepsie jacksonienne à gauche, à type brachial, consécutive à

un traumatisme du côté droit du crâne. Trois trépanations au niveau des centres moteurs ; ablation d'un kyste séreux, puis d'un fragment de la paroi crânienne et ensuite du centre du bras. Guérison pendant 6 ans. Cas publié comme guéri en 1898. Krause (Congrès allem. Chir. 1907) a signalé la reproduction des crises.

POPPERT. — Homme opéré en 1896 pour une épilepsie jacksonienne droite, à début brachial, à la suite d'un traumatisme ayant porté sur le pariétal gauche. Trépanation sur la cicatrice : ablation d'un kyste séreux cortical.

Cas publié comme guéri en 1896 (Deut. med. Wochens.). Récidive dans la suite, redoublement des accès, suicide six ans après la trépanation (Engelhardt : Deut. med. Vochens., 1904).

DURANTE. — Homme opéré en 1892 pour épilepsie jacksonienne droite à début facial, consécutive à une plaie du pariétal gauche. Trépanation sur les centres : ablation d'esquilles et d'un kyste séreux de la dure-mère. Cas publié comme guéri en 1892 (Cité par Braûn).

Récidive dans la suite. Nouvelle trépanation 7 ans plus tard par Durante, qui trouve un kyste séro-sanguin. Pas d'amélioration. Finalement, le malade doit être interné.

Ces quatre observations figurent comme des guérisons dans les statistiques de Braûn et de Graf.

Ainsi, dans tous les cas où les malades ont été suivis à distance, on constate, non plus des guérisons, mais de simples améliorations plus ou moins durables. C'est d'ailleurs l'opinion qui se dégage des conclusions de tous les travaux concernant l'épilepsie jacksonienne.

Pour Bergmann, l'intervention opératoire a déçu toutes nos espérances. Pour Graf et Mathiolus, il y aurait seulement 5 pour 100 de guérisons constatées après 3 ans, et encore faut-il distraire de ce chiffre toutes les récidives signalées par ces auteurs comme guérisons. Pour Raymond, les résultats sont peu brillants. Même note pessimiste avec Lucas-Championnière, Forgue, Chipault, etc. Munro, de Boston, examinant 11 cas opérés par lui et suivis très longtemps, en arrive aux mêmes conclusions. Bousquet (Congrès de Chirurgie français 1901), opposant les succès de l'intervention précoce aux déboires des interventions tardives dans les traumatismes crâniens conclut ainsi : « Désireux d'étayer notre opinion sur des faits nombreux, nous avons dépouillé les diverses observations de ce genre parues dans les périodiques français de ces quinze dernières années et nous avons pu nous persuader que dans la grande majorité des cas, la trépanation pour troubles nerveux consécutifs aux lésions crâniennes anciennes était loin de fournir des résultats brillants. Il y a quelques améliorations et de rares guérisons, combien nombreux sont les insuccès ». Identique est la conclusion de Souque (Congrès français de Médecine 1910). Ainsi réduite, la thérapeutique chirurgicale garde cependant à son actif quelques succès durables et même définitifs. La disparition des crises s'est maintenue 11 ans et demi (Poppert, Engelhardt), 11 ans (Borette, cas 1), 9 ans (Goldstein, Krobel), 8 ans (Taylor, Hinterstisser Schultze-Berge), 4 ans et demi (Drinkwater), 4 ans (Borrak-Schiossi), 5 ans chez les opérés de Toni et Bendandi, 10 ans chez un opéré de Poncel (Marseille).

En résumé, dans le traitement opératoire de l'épilepsie jacksonienne, les échecs sont la règle et les guérisons définitives, l'exception ; tout ce qu'on peut espérer, c'est une amélioration plus ou moins longue.

Recherche des causes des récidives

Il est impossible de porter un jugement définitif sur les résultats opératoires de l'épilepsie jaksonienne avant d'être fixé sur la valeur des causes qui ont provoqué les insuccès. Il nous faut voir, en effet, si celles-ci sont profondes et irrémédiables ou si, au contraire, en les connaissant mieux, on peut les modifier et changer ainsi du tout au tout ces résultats.

Les éléments d'insuccès peuvent venir de trois causes : le terrain du malade ; l'opération ; les lésions provocatrices d'épilepsie.

1° *Le terrain du malade.* — Il faut tenir un certain compte de la susceptibilité nerveuse du sujet, qui fera que chez les uns une lésion restera silencieuse, tandis qu'elle provoquera de violentes crises chez les autres.

Il est certain qu'on peut avoir affaire à une variété d'épilepsie traumatique analogue dans son évolution aux accidents de l'hystéro-traumatisme. Charcot, en 1884, décrit dans ses leçons « des attaques d'hystérie à forme d'épilepsie partielle », Dollet et Crespin ont fait paraître à ce sujet un travail dans les *Archives de Neurologie.* Rome, dans sa thèse, en a colligé 29 observations.

Voici par exemple un malade de Braquehaye qui, à l'âge de 8 ans, reçut une pierre sur la partie droite du crâne, qui provoqua une perte de connaissance et une plaie qui fit une cicatrice adhérente. Dix-sept ans plus tard, apparurent les premières crises d'épilepsie. Braquehaye enleva une portion d'os épaissi, les crises cessèrent, mais reparurent *à l'occasion d'une vive émotion.*

Thenar rapporte l'histoire d'un malade qui, à la suite
d'un choc violent, eut des attaques épileptiformes à gauche ; il trépana sur la zone rolandique, ne trouva rien et
enleva une rondelle osseuse. Les crises cessèrent et reparurent *à la suite d'un émotion.*

De ces malades, il faut rapprocher les dégénérés à hérédité convulsive — fils d'épileptiques ou d'alcooliques —
dont nous avons parlé dans un précédent chapitre.

Il est certain que dans ces cas, ce n'est pas l'opération
qu'il faut incriminer, mais le terrain, mais l'aptitude convulsive, c'est-à-dire la facilité de reproduction des crises
sous l'influence de la cause la plus insignifiante.

Chez ces malades, l'intervention ne sera donc pas à tenter ; elle irait à peu près toujours devant un insuccès.

2° Causes de récidives tenant à l'opération. — On peut
reprocher à l'opération : de méconnaître une lésion; d'être
incomplète ; d'être suivie d'infection.

a) Lésion méconnue : Une lésion peut être méconnue :
parce que la trépanation n'a pas été faite au bon endroit.
Ainsi, Mac Burney, dans un cas d'épilepsie consécutive à
un traumatisme de la région pariétale droite et débutant
par une aura visuelle, trépana au niveau de la cicatrice et
ne trouva rien ; les crises continuèrent.

De pareils mécomptes sont rendus difficiles aujourd'hui
avec les larges crâniectomies pratiquées.

Une lésion peut être encore méconnue parce qu'on ne
trouve rien dans la zone rolandique. Ces cas sont d'abord
très rares. Rome, sur 198 cas, n'a trouvé que 28 cas où
il n'y avait aucune lésion au niveau de la zone rolandique ou à son voisinage.

Ici, il faut distinguer plusieurs cas : les lésions siègent

au voisinage des centres moteurs, très souvent au niveau
du lobe frontal. Nous ne rappellerons pas ici les observations de Dieulafoy et de Chipault. Dans ce cas, les larges
lambeaux osseux que l'on fait actuellement ne permettront
pas de les ignorer.

Les lésions peuvent siéger loin des centres moteurs, pro-
voquant des crises convulsives par simple irritation de
l'écorce. Chipault a cité une très intéressante observation
de cure d'épilepsie par lésion basilaire. Il est évident que
dans ces cas l'intervention sera inutile.

Enfin, il est certains cas, à la vérité fort peu fréquents,
où l'épilepsie jacksonienne peut avoir pour cause non une
lésion de la zone rolandique opposée, mais une lésion de
la zone rolandique homolatérale ; anomalie qui serait sous
la dépendance d'un défaut d'entrecroisement des faisceaux pyramidaux. Nous en citerons ici deux exemples :

Un malade de Faure présentait de l'épilepsie jacksonienne du membre inférieur gauche, en même temps qu'une
dépression crânienne, d'origine traumatique ancienne, au
niveau de la partie supérieure de la région rolandique du
même côté.

Un second fait est relatif à une femme qui avait des crises d'épilepsie commençant par le membre supérieur droit.
Une première intervention sur la région rolandique gauche ne fit rien découvrir. Chipault pratiqua quelque temps
une trépanation du côté opposé sur la région rolandique
et découvrit ainsi la lésion provocatrice d'épilepsie.

Nous pouvons négliger ces cas rarissimes et n'envisager que ces deux hypothèses : la lésion siège non loin
de la zone corticale ou en est très éloignée. Dans le premier
cas, avec les larges ouvertures osseuses que l'on fait, elle
sera fatalement découverte. Dans le second cas, ce n'est

pas la trépanation qui est responsable de l'échec, mais la lésion elle-même.

b) *L'opération peut être incomplète* : Nous trouvons en effet, des observations où une seconde opération mieux dirigée permit de découvrir des lésions qu'une investigation incomplète avait laissées. Lucas-Championnière, faute de ponctionner un cerveau, en apparence sain, laissa un kyste sous-cortical. Dans les cas de Decressac, Kocher, Eskridge, Carrier, Novratil, Weber, déjà précédemment cités, on avait laissé, dans la profondeur des cicatrices des plaques de méningite, un épaississement de la dure-mère, un abcès cérébral.

Toutes ces observations sont déjà anciennes ; depuis la période aseptique, avec les larges crâniectomies, les excisions, ou tout au moins les incisions systématiques de la dure-mère, les ponctions cérébrales et l'ablation de fragments cérébraux, de pareils oublis ne sont plus à craindre.

c) *L'opération peut être suivie d'infection* : Il est certain que si celle-ci se produit, elle risque bien, par les lésions méningées et encéphaliques qu'elle cause, de devenir une cause de récidive et même d'aggravation.

Mais actuellement, avec les larges drainages pratiqués et les soins aseptiques de pareils accidents deviennent rarissimes.

Ainsi donc, dans aucune des hypothèses que nous avons examinées, l'opération ne peut être mise en cause ; si elle a sa part dans les insuccès, c'est une part bien légère et bien rare.

Il nous reste à étudier le rôle que joue, dans les récidives, les lésions provocatrices d'épilepsie jacksonienne.

Influence des lésions sur la récidive de l'épilepsie

On a prétendu qu'une des causes de récidive était la reproduction des lésions. Ces faits auraient un grand intérêt et tendraient à faire admettre qu'en présence d'une récidive, il ne faut pas se considérer comme impuissant et qu'on doit intervenir à nouveau. Il n'en est malheureusement pas ainsi, et les faits que l'on a apportés peuvent plutôt s'expliquer par une insuffisance de technique ou d'asepsie opératoire, que par une production de lésions nouvelles. Ainsi Mac Burney, dans une intervention pour épilepsie traumatique trouve la dure-mère épaissie et adhérente à l'os et à la pie mère et des kystes noyés dans ces adhérences ; il les enlève, les crises récidivent, une seconde opération fait découvrir un petit abcès. Une troisième intervention pour récidive décèle deux kystes intracérébraux. Chipault intervient chez un malade déjà trépané pour extraction de balle, trouve des adhérences entre la dure-mère et le cerveau sur toute la région de l'intervention précédente, le malade guérit.

Bergmann, opérant un malade qui s'était tiré deux coups de révolver dans la tempe droite, trouve du pus sous la dure-mère ; les crises réapparaissent, une seconde trépanation évacue du pus et un séquestre ; une troisième, un deuxième séquestre.

La vérité c'est que ce n'est pas dans la reproduction des lésions qu'il faut chercher la cause des récidives, mais dans la production de troubles profonds et impossibles à modifier que laissent, sur la substance cérébrale, tous les traumatismes crâniens négligés.

Tous, en effet, ne s'accompagnent pas de signes de frac-

ture ou de symptômes cérébraux, et ces apparences trom-
peuses cachent bien souvent ·les lésions anatomiques profondes. Nous allons étudier celles-ci et leur évolution : ce
sont, ainsi que l'a bien montré Picqué, des fissures osseuses, des enfoncements cachés par un hématome sous-cutané,
des enfoncements de la vitrée avec intégrité ·de la table externe, enfin des hématomes intra-crâniens, la plupart du
temps extra-dure-mériens qui se résorbent très rarement.
Tout cela se produit souvent sans aucun symptôme qui
puisse attirer l'attention du chirurgien.

Un malade de Picqué reçut un coup de pied de cheval
à la région pariétale droite ; il n'y eut pas de perte de connaissance, pas d'épistaxis, pas d'hémorragie auriculaire.
La trépanation pratiquée quand même amena la découverte
·d'un véritable enfoncement de l'écaille du temporal.

Imbert et Dugas (Revue de Chirurgie, 1910), rapportent
deux cas de faits analogues.

Obs. première. — Un cocher reçoit le 11 janvier 1910 un
coup de pied de cheval au niveau de la région temporale
gauche. Pas de plaie extérieure, pas de troubles généraux
ni nerveux. Systématiquement, on pratique l'intervention
qui permet de découvrir une fracture étoilée à forme d'en-
tonnoir, située en arrière de l'angle temporo-fronto-sphé-
noïdal.

Obs. II. — Un journalier tombe sur la tête, de un mètre
de hauteur; pas de signes de localisation, seule une petite
épistaxis. Légère plaie du sourcil gauche. Au niveau, l'incision exploratrice fait découvrir une fracture de la voûte
orbitaire avec esquilles.

Que vont maintenant devenir ces lésions ? Elles vont
retentir sur le cerveau et produire chez lui des lésions in-
délébiles, et cette action pourra se faire de deux manières : par compression ou par infection. Par compression,
l'enfoncement osseux, l'hématome détermineront des troubles dans la circulation cérébrale, et le cerveau comprimé,
irrité et ischémié, va lentement évoluer vers la sclérose.

Ces tissus, déjà lésés par le traumatisme, s'infectent
très facilement ; l'infection peut se faire par la plaie cutanée ; elle peut venir dans les traumatismes fermés, des
sinus crâniens ouverts par le trait de fracture, ou même,
ainsi que l'ont démontré les expériences d'Ehnrooth :
« sans lésions des cavités voisines, le traumatisme peut
servir de cause d'appel à l'infection de l'encéphale, les
agents pyogènes y arrivent par le transport indirect au
moyen des voies sanguines. »

Infection et compression vont produire des modifications du côté des méninges : épaississements, adhérences
au cerveau, et, du côté du cerveau, des troubles circulatoires, des thromboses qui aboutiront à des foyers de ramollissement, des plaques de méningo-encéphalite ; consécutivement à ces lésions, il s'établira dans les parties avoi-
sinantes du cerveau, une sclérose interstitielle plus ou
moins étendue. Parfois, les lésions macroscopiques sont
absentes, tout paraît normal, il peut se faire que l'action
compressive ou infectieuse ait été légère ; mais on trouve
toujours cette fine sclérose névroglique si l'on a recours
au microscope. Celle-ci évolue lentement et c'est ce qui
explique que les troubles morbides ne puissent entrer en
scène que tardivement. Ces zones de sclérose constituent
une cause de gêne et d'irritation pour les parties voisines;
elles entraînent des troubles circulatoires qui vont crois-

sant et ainsi est favorisée leur propagation lente et progressive aux parties saines.

Contre ces lésions fines, que peut faire l'opération ?
Elle enlèvera les lésions macroscopiques, c'est tout ce
qu'on peut lui demander; mais elle ne pourra guérir le cerveau malade. Nous avons vu le peu de résultats donnés
par l'ablation des fragments de substance cérébrale.

Tout ce que l'opération obtiendra, c'est la réduction
momentanée des accidents, grâce à la décompression qu'elle
provoque.

Bien mieux, dans certains cas, plus rares il est vrai, on
ne trouve aucune lésion, même microscopique. Il faudrait
donc admettre que l'épilepsie corticale peut dépendre d'altérations purement dynamiques. « Ces altérations dynamiques, très probablement, ne sont pas limitées à un territoire de l'écorce, elles atteignent simplement leur maxi-
mum d'intensité dans le territoire qui correspond au
groupe de muscles par lequel débutent les attaques. Supprimer ce territoire ne saurait dès lors aboutir à la suppression des attaques. » (Raymond.)

Pour toutes ces causes, les effets de l'intervention paraissent bien médiocres. Une question se pose même : en
présence d'une épilepsie traumatique ancienne, y a-t-il intérêt à intervenir ? L'opération n'est-elle pas inutile? Pour y
répondre il suffit de connaître l'évolution de l'épilepsie
traumatique. En effet, bien que dans quelques cas les crises aient été séparées par de longs intervalles, en règle
générale, les symptômes prennent une allure progressive,
les crises deviennent de plus en plus fréquentes et ont de
la tendance à se généraliser. De plus, ainsi que l'a bien
montré Viollet dans sa thèse, les malades voient leurs facultés intellectuelles diminuer ; à un stade plus avancé,
presque tous sombrent dans la démence. En face de pa-

reilles éventualités, l'opération est toujours à conseiller, nous pourrons espérer une amélioration plus ou moins durable, quelquefois la guérison ; le moyen est **certes** mauvais, c'est un pis aller, mais nous n'en **avons point d'autres.**

Mais le vrai traitement de l'épilepsie traumatique n'est pas l'intervention tardive, c'est la trépanation préventive et en quelque sorte systématique après toutes fractures du crâne, celle-ci permettra de guérir les lésions que nous avons signalées plus haut et de parer ainsi aux accidents ultérieurs qu'elles provoquent. Comme l'a dit Championnière, on ne guérira les épilepsies traumatiques que par trépanation d'urgence de toutes les fractures du crâne.

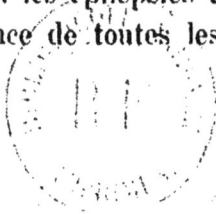

CONCLUSIONS

I. Il faut toujours intervenir dans l'épilepsie traumatique, si minces que soient les chances de succès, les dangers opératoires étant à peu près nuls. L'état de dégénérescence mentale contre-indique seul l'intervention.

II. Il faut intervenir à une date aussi rapprochée que possible du début des accidents, avant que soit apparu cet état d'irritabilité désigné sous le nom de constitution épileptique du cerveau.

III. La trépanation sera faite en un point déterminé, d'après les signes physiques et le début des crises épileptiques (signal. symptôme).

IV. L'incision méningée sera pratiquée systématiquement, pour permettre une bonne exploration des parties sous-jacentes ; il n'y a qu'une contre-indication, c'est l'existence d'un abcès sus-dural.

V. La résection des centres corticaux ne sera indiquée que si le cerveau présente des lésions macroscopiques ; l'ablation de fragments cérébraux sains ou en apparence sains ne doit pas être faite de parti pris.

VI. Pour éviter la formation d'adhérences, il faut suturer la dure-mère renversée au périoste crânien. La brèche osseuse sera définitivement laissée ouverte, on rabattra simplement le lambeau cutané pour éviter des accidents de compression.

VII. La mortalité opératoire est très faible, l'opération n'aggrave pas les crises épileptiques, sauf chez les individus prédisposés à hérédité convulsive ou alcoolique.

VIII. Les résultats curatifs sont médiocres : à peine 4 pour 100 de guérisons ayant dépassé 5 ans ; les meilleurs résultats sont fournis par les lésions osseuses. En règle générale, on peut dire que les cas les plus favorables sont ceux où le cerveau n'est lésé ni dans son cortex, ni dans sa substance blanche.

IX. La cause de ces insuccès est due à des lésions cérébrales dégénératives qu'on observe surtout dans les cas anciens et qui sont consécutives aux lésions ignorées contemporaines du traumatisme crânien.

X. Le seul traitement rationnel est la trépanation systématique après toute fracture du crâne, qui pare aux accidents de compression et d'infection de la substance cérébrale.

OBSERVATIONS

Toutes les observations que nous donnons ici sont postérieures à 1903 ; pour toutes celles antérieures à cette date nous renvoyons au travail de Delbet (Congrès de chirurgie français, 1903), et aux statistiques antérieures.

Mac Coy, *In Centralblatt für Chirurgie*, 1904.

Enfant. Traumatisme de la région frontale droite. Convulsions du côté gauche du corps. Dans une première intervention, on trouve la dure-mère blessée sur une grande étendue et on enlève des esquilles implantées dans le cerveau. Quelques jours après il y eut une crise convulsive qui ne se reproduisit pas.

Deux ans plus tard, épilepsie généralisée ; dans une seconde intervention on enleva la cicatrice et le tissu néoformé jusqu'au cerveau. Les crises réapparurent trois mois après et persistèrent malgré une nouvelle trépanation.

Fontoynont, *Rev. mens. malad. enfance*, 1904.

Disjonction ancienne de la suture coronale. Epilepsie jacksonienne. Trépanation.

Malade de 14 ans, rentrée à l'hôpital pour troubles cérébraux consécutifs à une chute de 4 mètres de haut, qui eut lieu à l'âge de 10 ans et qui produisit un enfoncement sans plaie de la région pariétale droite, avec perte de connaissance et mouvements convulsifs. Puis tout rentra dans l'ordre.

Cinq ou six ans après, première apparition de crises d'épilepsie jacksonienne. Ces crises débutaient par le médius droit, puis envahissaient le bras droit, enfin la face et les yeux. Il n'y avait pas de perte de connaissance.

Les crises, d'abord espacées, revenaient depuis 6 mois, tous les 3 à 4 jours.

Examen local. — Aplatissement de la région pariétale gauche, on sent une fissure oblique, de la largeur du petit doigt et répondant au trajet de la suture coronale. La compression à ce niveau était indolente et ne provoquait pas de crises. Un peu d'atrophie du membre supérieur gauche. Intelligence intacte.

Trépanation au début de l'année 1902. On trouve une fissure large d'un centimètre, longue de 8 centimètres, occupant la suture coronale à 2 centimètres de la ligne médiane, plus large en haut qu'en bas, où elle se continue avec la suture non disjointe. La dure-mère épaissie, sclérosée et incisée. Résection large des deux lèvres osseuses, le cerveau paraît normal.

Un mois après l'opération il y eut une crise, suivie d'une autre 15 jours après et d'une troisième à 8 jours d'intervalle.

Le 29 mars 1903 il y eut une crise d'une demi-heure. Depuis le 8 octobre il n'y a pas eu la moindre attaque.

BARETTE, *Année médicale de Caen*, 1904.

Il s'agit d'un homme ayant subi un traumatisme de la région temporale gauche ; consécutivement il eut une hémiplégie droite, sans contracture, qui s'atténua et disparut au bout d'un mois.

Le malade se plaignait de céphalée continuelle ; 10 mois après le traumatisme, il eut une crise d'épilepsie jacksonienne, suivie de deux autres.

L'intervention pratiquée plus d'un an après le traumatisme fit reconnaître une saillie irrégulière et rugueuse de la table interne brisée. La dure-mère était intacte, il y avait une dépression cérébrale qui se nivela au moment de l'opération.

Bonnes suites opératoires. Jusqu'à ce jour, l'épilepsie ne s'était pas reproduite.

Ardouin et Legueu, *Soc. Chirurg.*, 27 avril 1904.

Il s'agit d'un malade qui fit une chute sur la tête, il y eut un enfoncement du crâne avec plaie à droite. La trépanation d'urgence fut pratiquée, on réséqua un fragment osseux et on draina la plaie.

Peu après, le malade eut une crise d'épilepsie partielle à gauche ; les crises se succédèrent rapidement, entraînant une hémiparésie gauche.

Ardouin trépana au niveau des circonvolutions rolandiques et respecta le foyer primitif de la fracture ; il trouva sous la dure-mère intacte un petit foyer de ramollissement cérébral qu'il évacua.

Les phénomènes parétiques guérirent complètement, et il y eut une amélioration considérable des crises ; le malade fut observé pendant 18 mois.

Lannois, *In thèse Rome.*

Homme de 41 ans, entré à l'hôpital en février 1901.

Pas d'antécédents héréditaires.

Pas de syphilis ; alcoolisme vers l'âge de 25 à 26 ans.

Le 8 novembre 1899 il reçut sur la région pariétale droite un paquet de tuiles d'une hauteur de 4 mètres. Il n'y eut ni perte de connaissance ni signes de fracture du crâne.

Quelque temps après l'accident, brusquement, douleur vive dans la main droite, accompagnée de mouvements convulsifs de la main, puis chute et perte de connaissance. Dans la même journée, 4 crises avec aura plus longue, sans perte de connaissance ; dans la dernière, le malade s'aperçut qu'il avait des mouvements du membre supérieur droit, les secousses se propagèrent au membre inférieur du même côté.

Depuis ce temps, crises d'épilepsie jacksonienne, à intervalle variable. Aura partant du membre supérieur droit puis remontant à l'épaule, la main se place en extension, le pouce en adduction forcée dans la paume de la main, le bras et l'avant-bras se portent rapidement d'avant en arrière. Le plus souvent, la jambe s'agite de mouvements analogues à ceux du bras. Au bout de 2 à 3 secondes, quand l'aura est longue, le malade perd connaissance, tombe et présente des convulsions généralisées.

En dehors des crises, pas de paralysies, mais tremblement du membre supérieur droit.

Trépanation le 4 mars 1901, au niveau du centre du membre supérieur droit. Après incision de la dure-mère, on trouve du liquide en grande abondance. Le cerveau reste un peu rétracté. Cette rétraction est nettement marquée à la partie supérieure de la brèche osseuse, mais on ne poursuivit pas plus haut.

1er avril 1901. — Le malade a eu depuis l'opération une crise assez forte, sans perte de connaissance ; le 21 mars, les jours suivants, crise moins forte. Le 6 avril, deux grandes crises avec perte de connaissance. Le malade n'a pas été revu depuis.

Nast-Kolb, *Deut. Zeitschrift für Chir.*, 1904.

Il s'agit d'un enfant de 12 ans, qui, à sa naissance, subit une application de forceps. Peu après la naissance, épilepsie jacksonienne, qui s'aggrave vers l'âge de 3 ans : début des crises par de la déviation de la tête et des yeux à droite, convulsions du côté droit, généralisées à la fin de la crise ; troubles psychiques.

Trépanation : la dure-mère et le cerveau parurent d'aspect normal. On détermina le centre de la déviation de la tête et des yeux au moyen de l'excitation électrique, celui-ci fut ensuite excisé. Les suites opératoires furent bonnes. Il y eût une amélioration notable, puis un retour des crises 5 mois après.

Une deuxième trépanation amena l'ablation d'adhérences méningées et l'excision plus complète du même centre.

La guérison se maintint 7 mois, puis les crises réapparurent très légères et localisées à la moitié droite de la face.

Barette, *Congrès de Chirurgie*, 1903.

Obs. première. — Il s'agit d'un enfant qui présente des crises d'épilepsie jacksonienne gauche, à type brachial, ayant débuté deux mois après un trauma crânien.

Trépanation deux ans plus tard, sur un point douloureux à la pression du pariétal droit ; on trouve une hyperostose et des adhérences méningées. Suites opératoires bonnes. Les crises ne se sont pas reproduites. La guérison se maintient depuis 11 ans.

Obs. II. — Il s'agit d'un homme de 44 ans, qui présente de l'épilepsie jacksonienne à droite, apparue quatre ans après un traumatisme crânien.

Trépanation quatre ans plus tard au niveau d'une dépression répondant à la région rolandique. On trouve l'os épaissi et adhérent à la dure-mère. Bonnes suites opératoires. Amélioration durable. Deux ans après, mort de grippe.

Obs. III. — Homme de 44 ans, présentant des crises d'épilepsie jacksonienne, apparues dix mois après une fracture avec enfoncement de la région pariéto-temporale gauche.

Trépanation peu de temps après ; l'enfoncement répond au tiers moyen de la scissure de Rolando. On trouve la dure-mère peu adhérente, sans doute irritée par la saillie dentelée des fragments. Bonnes suites opératoires. Pas de crises ; mais le malade n'a pas été suivi.

BOURGEOIS, *Thèse Paris*, 1904.

Il s'agit d'un homme de 34 ans, qui se fit une fracture du pariétal droit. Peu après, débutèrent des crises d'épilepsie jacksonienne à gauche.

Trépanation. On trouva des esquilles, qui furent enlevées, un enfoncement du pariétal droit et la dure-mère déchirée.

Bonnes suites opératoires ; les crises ne se reproduisirent pas. L'observation du malade n'a pas été très longue.

SCHULTZE-BERGE, *Archiv. f. Klin. Chir.*, 1904.

Obs. première. — Un homme, à la suite d'une chute, se fit une fracture du pariétal gauche. Dix ans plus tard, épilepsie jacksonienne à droite à début brachial.

Trépanation, ponction, excision de trois kystes siégeant en pleine substance cérébrale. Bonnes suites opératoires. Durant toute la durée de l'observation, les crises ne se sont pas reproduites. Mais le malade n'a pas été suffisamment suivi.

Obs. II. — Il s'agit d'une femme qui, à la suite d'un accouchement laborieux, fut accouchée au forceps. A l'âge de 5 ans, elle subit un traumatisme crânien.

Un certain temps après, crises d'épilepsie jacksonienne à début brachial. Trépanation au niveau d'une dépression de la région pariétale gauche. On trouva un kyste poren-céphalique sous-cortical, qui fut ouvert. Guérison mainte-nue depuis 8 ans.

Duroux, *Soc. méd. Lyon*, 1904.
Il s'agit d'un homme qui reçut, dans la région temporale droite, une balle de revolver. Consécutivement, il eut des crises d'épilepsie jacksonienne, localisées au membre su-périeur gauche.

Trépanation. On trouva la balle incrustée dans l'écaille du temporal, et sous le temporal plusieurs caillots extra-dure-mériens, qui furent évacués. Bonnes suites opératoi-res. Guérison. L'observation du malade ne dépasse pas un mois.

Vincent, *Archiv. province. chir.*, 1905.
Un homme de 28 ans se fit une fracture au niveau de la région rolandique gauche. Consécutivement, crises d'épi-lepsie jacksonienne à droite à type brachio-facial.

Trépanation. On trouva un enfoncement du pariétal

gauche. La dure-mère fut incisée. Au dessous, la substance cérébrale était en bouillie. Bonnes suites opératoires. Guérison maintenue depuis 2 ans.

VALLAS-LERICHE, *Soc. méd.*, Lyon, 1905.

Il s'agit d'un homme qui fit, à l'âge de 4 ans, une chute sur la tête. A l'âge de 18 ans, apparurent des crises d'épilepsie jacksonienne à droite à début facial. Consécutivement, il se produisit de l'hémiparésie droite.

Trépanation sur une dépression de la région temporale gauche. On excise quelques adhérences de la dure-mère ; il s'écoule une grande quantité de liquide céphalo-rachidien, qui paraît enkysté dans les adhérences.

Bonnes suites opératoires. Guérison. L'observation du malade n'a pas dépassé 4 mois.

DURAND, *Soc. chir. Lyon*, 1905.

Il s'agit d'un enfant de 3 ans, qui fit une chute sur un caillou pointu. Il s'ensuivit une plaie profonde siègeant en avant de la bosse pariétale. Vingt jours après, crises d'épilepsie jacksonienne débutant par l'index gauche, puis contractions toniques des autres doigts. Bras en adduction, mouvements de la mâchoire, quelques convulsions dans le membre inférieur. Pas de perte de connaissance. Durée de la crise : un quart d'heure environ. Trois jours après, parésie de tout le côté gauche avec participation du facial. Le quatrième jour, crise laissant une hémiparésie gauche totale avec exagération des réflexes.

Trépanation. On trouve une petite perforation crânienne de 2 millimètres de profondeur ; il n'y avait ni hématome, ni collection suppurée sus-dure-mérienne. La dure-mère, de coloration normale, animée de battements, ne pré-

. sentait aucune perforation. Devant cette intégrité, elle ne fut pas incisée.

La paralysie diminua rapidement. Le malade n'a plus eu de crises, mais conserva un peu d'incertitude de la marche. Le malade fut observé pendant deux mois.

POTHERAT, *Société de Chirurgie*, 1906.

Homme ayant reçu, le 28 juillet 1905, un coup de pied de cheval qui lui fractura la région fronto-pariétale supérieure du côté droit. Perte de connaissance. Hémiplégie gauche. La plaie est nettoyée, les esquilles enlevées.

Les troubles paralytiques cessent lentement, laissant une parésie avec contracture du membre supérieur gauche.

En mars 1906, attaques convulsives à gauche, débutant par sensation éprouvée dans le membre supérieur gauche. Les crises sont fréquentes.

Le 19 mai, incision de la cicatrice et de la dure-mère. Le doigt, enfoncé à 6 ou 7 centimètres de profondeur, tombe sur un dôme résistant et lisse ; incision de cette poche ; il s'écoule 40 à 50 grammes de pus. Lavage et drainage.

Depuis l'opération et plusieurs semaines après, les crises n'ont plus reparu.

BONHOEFFER, *Berl. Klin. Wochens.*, 1906.

Homme de 52 ans, qui fit une chute dans une cave ; il n'y eut pas de fracture du crâne.

Six mois après, faiblesse de la main gauche et crises d'épilepsie jacksonienne, toujours limitées au bras et à la face, à gauche ; quelquefois, secousses dans la jambe gauche. Pas de perte de connaissance pendant les crises.

Les accès deviennent très fréquents. Trépanation sur les circonvolutions rolandiques. Evacuation d'un abcès sous-dure-mérien. Méningite au début au voisinage de l'abcès.

Mort quelques jours après de méningite.

LEXER, *Deut. Med. Wochens.*, 1906.

Il s'agit d'un homme ayant subi un traumatisme de la région frontale droite. Huit ans après, première crise d'épilepsie jacksonienne intéressant le bras gauche, puis l'épaule, le cou et la face du côté gauche. Paralysie du membre supérieur gauche et de la face.

Trépanation au niveau du centre du membre supérieur. Œdème et congestion veineuse à la surface du cerveau. On ne sent rien à la palpation de l'écorce. Détermination électrique du centre du membre supérieur et excision à ce niveau d'une masse molle brun-rougeâtre, que l'examen histologique fit reconnaître pour un vieux kyste sanguin.

Bonnes suites opératoires. Disparition de la paralysie et des convulsions. Le malade n'a pas été observé plus d'un mois.

POMPEO TARUFFI, *Il Policlinico*, 24 février 1907.

Il s'agit d'un jeune homme de 26 ans, qui fit une chute grave il y a 2 ans, et qui, depuis quelques mois, présentait des attaques d'épilepsie unilatérale, suivies d'une hémiparésie gauche tendant à devenir permanente. En présence de ces symptômes précis, l'auteur se comporta comme s'il existait une tumeur. Il pratiqua une brèche crânienne, incisa la dure-mère, qu'il trouva épaissie en une région limitée et, par quelques ponctions, il rechercha la tumeur, qu'il ne trouva pas.

Il termina en prenant les mesures habituelles pour empêcher la fermeture osseuse de la brèche.

Depuis que le cerveau a pu librement prendre son expansion, le malade reste guéri.

Durand, *Lyon Médical*, 1906.

Il s'agit d'un homme qui reçut, en 1903, une balle de revolver dans la région frontale droite. La plaie fut nettoyée et débarrassée des esquilles. Peu après, il se produisit une hémiplégie gauche totale.

En septembre 1905, première crise convulsive. En janvier 1906, deux crises. Ces crises étaient annoncées par une striction dans le bras gauche, puis survenait une flexion forcée du coude ; les convulsions débutaient par le bras gauche, se propageaient au membre inférieur, à la face et se généralisaient ensuite.

A la radioscopie : balle située dans la région occipitale. Celle-ci fut enlevée et les crises récidivèrent.

Le 18 juillet, deuxième trépanation. On trouva une cavité kystique avec un liquide séreux clair, creusé dans les méninges et le cerveau. Drainage. Après une certaine amélioration, les crises ont réapparu.

Frank, *Soc. de Chir. de Breslau*, 1909.

Il s'agit d'un blessé par un coup violent sur la tête ; il y eut consécutivement une perte de connaissance, mais pas de troubles secondaires. Dans la région fronto-pariétale, enfoncement douloureux à la pression. Un an après, apparition de crises d'épilepsie partielle.

Trépanation. On trouve un épaississement en dedans de la table interne du pariétal. Bonnes suites opératoires.

Pendant les six semaines que le malade a été observé, les crises n'ont pas reparu.

WENDEL, *Congrès de Berlin*, 1910.

Homme de 23 ans, qui avait eu, 10 ans auparavant, une fracture compliquée du crâne, qui fut trépanée.

Dix ans après, crises d'épilepsie partielle. Trépanation. Ablation d'un kyste et d'une cicatrice corticale. Bonnes suites opératoires. Guérison maintenue depuis 3 ans.

AMUNATEGUI, *Congrès Américain*, Buenos-Aires, 1910.

Obs. première. — E... R..., 24 ans. Traumatisme crânien survenu le 2 janvier 1904. Epilepsie traumatique secondaire. 5 à 10 attaques par jour. Trépanation. On constate un enfoncement crânien. Ablation du fragment osseux. Bonnes suites opératoires. Guérison.

Obs. II. — P..., 59 ans. Traumatisme crânien en 1901. Perte de connaissance et hémiplégie consécutive. Crise d'épilepsie jacksonienne en 1903. Ces crises augmentent jusqu'à 15 par 24 heures. Opération en mars 1905. Crise 20 mois après l'opération. Depuis, plus de crises.

Obs. III. — J..., 29 ans. En 1906, subit un traumatisme sur la région fronto-pariétale droite Désinfection simple de la plaie. 26 mois plus tard, crises d'épilepsie jacksonienne subintrantes. Mort deux jours après son entrée à l'hôpital.

Pr agr. SOUBEYRAN (*Epilepse traumatque. Trépanaton et ablaton l'une large esqullle osseuse ancienne. Amélioration*).

J. P..., 22 ans, Cette, portefaix. Vient à l'hôpital le 1ᵉʳ octobre 1910 ; homme très robuste et bien constitué.

Il y a 11 ans, chute sur la tête, et un chariot passe sur elle. Il en résulta une plaie contuse occupant la partie droite du crâne et une fracture du crâne. D'où, déformation crânienne.

Depuis quatre ans, *crises nerveuses,* débutant par des douleurs dans le côté droit de la tête, avec tendances syncopales, chute, perte de connaissance, mouvements convulsifs des membres, surtout à droite, hébétude, sans morsure de la langue ni incontinence d'urine. Au réveil, douleurs en ceinture.

Ces crises se renouvellent assez souvent depuis quatre mois, souvent deux fois par jour ; durée : quelques secondes à quelques minutes ; elles augmentent progressivement d'intensité.

Examen. — Sur le côté droit du crâne, on trouve une cicatrice horizontale de 20 centimètres de long, dont le milieu passe par l'orifice externe du conduit auditif externe et intéresse le pavillon. A ce niveau, on sent la peau amincie, adhérente à l'os, et on trouve un enfoncement osseux, avec rainure parallèle à cette cicatrice, qui est douloureuse à la pression.

Réflexes normaux, intelligence parfaite.

Opération le 8 octobre 1910. — Anesthésie à l'éther.

1° Tracé d'un lambeau cutané derrière l'oreille, allant jusqu'à l'inion et dont la base correspond à la cicatrice.

2° Trépanation avec la fraise de Doyen aux quatre points de la convexité de l'incision ; derrière l'oreille, il y a un énorme épaississement hypérostosique.

La scie de Gigli réunit ces orifices ; le volet osseux se rabat facilement, car la partie fracturée jadis sert de charnière ;

3° On voit aussitôt sur les méninges une dépression

allongée à la partie inférieure de la plaie, longue de 5 à 6 centimètres et large de 1 cent. 1/2.

A cette dépression, correspond une saillie osseuse de même forme, véritable hypérostose qui se voit sur le volet osseux libéré, et la saillie qu'elle forme présente 2 à 3 millimètres de hauteur sur le volet ; elle représente l'éclat osseux, épaissi de la fracture ancienne ;

4° On résèque avec la pince-gouge cette saillie osseuse ; puis on lève sur les méninges quelques tubercules et épaississements cicatriciels ; la dure-mère est incisée en croix, mais on ne trouve rien d'anormal ; au niveau de la charnière du volet, les méninges adhèrent à la peau ; on dégage ces adhérences avec le bistouri et on libère la lèvre inférieure du trait de fracture, qui est très aigu et tranchant ; on résèque la partie aiguë ;

5° Hémostase. Drainage à l'angle postérieur de la plaie, le volet osseux est rabattu, suture cutanée. Pansement.

Suites opératoires. — Parfaites, sans température, sans incident. Le malade sort guéri de l'hôpital fin octobre 1910 sans avoir eu de crises.

Consécutivement, nous l'avons rencontré en décembre, et il nous a dit n'avoir plus de ces crises avec perte de connaissance, mais, de temps en temps, il a encore des vertiges très fugaces et des éblouissements.

Professeur FORGUE (*Epilepsie traumatique*).

B. P..., âgé de 58 ans, entre le 6 novembre salle Courty, n° 11, pour convulsions généralisées avec perte de connaissance.

Antécédents héréditaires. — Père et mère en bonne santé.

Antécédents personnels. — Pas de maladies antérieures. Éthylisme.

Début de la maladie. — Il y a 13 ans, le malade conduisait une voiture ; le cheval s'emballa, l'équipage fut précipité du haut d'un pont et fit une chute de 12 à 15 mètres. Le front du malade heurta une pierre ; il s'ensuivit une perte de connaissance complète qui dura 5 à 6 heures environ.

D'après les explications, d'ailleurs très vagues, fournies par le malade, il est probable qu'il y eut, du fait de cette chute, une fracture ouverte du frontal (ce que l'intervention a vérifié) ; la plaie suppura quelque temps et ne fut complètement cicatrisée que deux mois après l'accident.

Six ans plus tard, le malade eut sa première crise convulsive avec perte de connaissance. L'année suivante, il en eut deux ; la troisième, trois. Les crises augmentèrent progressivement de fréquence les années suivantes.

Actuellement, le malade présente des crises particulièrement violentes. Avant la crise, il ressent un malaise général, une sensation de lourdeur, de lassitude générale. Cet état dure une demi-heure environ et s'accroît de plus en plus jusqu'à l'apparition de l'attaque.

Jamais d'aura, ni dans les membres, ni dans les yeux, ni dans les oreilles ; pas d'aura viscérale non plus.

Au moment de l'attaque, le malade perd connaissance et tombe. Toutefois, la chute et la perte de connaissance ne sont pas aussi brusques que celles de l'épilepsie essentielle.

Après la chute, il y a d'abord des convulsions de durée variable, puis le malade tombe dans le stertor.

Pendant les crises, il n'a jamais mordu sa langue, il n'a jamais écumé, il n'a jamais eu d'émission involontaire d'urine.

La durée des crises est en moyenne de deux heures ; la dernière a duré quatre heures.

La crise terminée, le malade reprend peu à peu connaissance ; ce n'est que lentement que ses facultés psychiques reprennent leur activité ; il ressent une grande lassitude pendant quelques jours. Il y a toujours, après les crises, un certain degré d'embarras de la parole, qui persiste pendant quelques heures.

Depuis l'apparition des crises, le caractère du malade s'est modifié ; il est triste, sombre, préoccupé. Plusieurs fois, il a été hanté par des idées de suicide. Pas de diminution ni de la mémoire, ni de l'intelligence.

M. Forgue pratiqua une crâniectomie le 12 novembre 1900. Sur le frontal gauche, une large incision en H permet de découvrir une embarrure en forme de V, à pointe antéro-inférieure, en légère dépression sur le niveau osseux avoisinant ; sur la branche gauche du V, cette dépression, plus profonde, atteint près d'un demi-millimètre. En cette région, un large panneau osseux, trapézoïdal, à petit côté antéro-inférieur large de 5 centimètres, à base postéro-supérieure, large de 8 centimètres, et dont les deux autres côtés mesuraient 7 centimètres de long, fut enlevé d'un bloc.

Or, au niveau de la pointe du V, s'observait, sur la face profonde du morceau osseux enlevé, une irrégularité très nette, composée : 1° d'une sorte de pointe, en saillie interne de deux millimètres au moins, répondant à l'angle du V, et due à une petite esquille soulevée et fixée de la vitrée ; 2° une proéminence mousse, en saillie moindre, répondant à la dépression de l'embarrure du frontal, à la partie antérieure du V. Cette face interne du panneau osseux n'était pas fortement adhérente à la dure-mère ; elle put en être aisément dégagée. La dure-mère était normale et l'intervention ne fut pas approfondie au-delà.

Les suites opératoires furent remarquablement simples : ni fièvre, ni accélération du pouls, ni céphalée. Le premier pansement fut fait le 2 novembre ; le deuxième le 26. Pendant son séjour à l'hôpital après l'opération, le malade ne présenta plus de crises. Ultérieurement (à la date du 6 juillet 1901), le malade nous confirmait qu'il n'avait plus eu de crises avec perte de connaissance, mais qu'il gardait des troubles nerveux, qu'il nous décrit vaguement : « La tête se charge, nous dit-il ; je rêve à tort et à travers ». Il semble bien qu'à cette date, les grandes crises d'avant l'opération ne s'étaient pas reproduites. Nous n'avons plus eu directement de ses nouvelles, mais ces renseignements nous permettent de penser qu'il ne faut pas ici parler de guérison totale, mais d'amélioration assez considérable, puisque le malade a pu reprendre ses occupations.

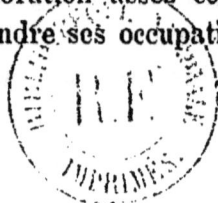

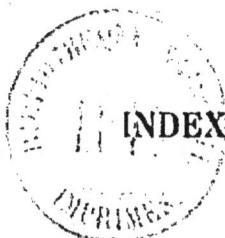

INDEX BIBLIOGRAPHIQUE

Dans notre bibliographie nous ne remonterons pas au-delà de 1900.

Auvray. — Art. du Traité de Chirurgie de Le Dentu et Delbet.

Abadie. — Traumatisme crânien. Epilepsie jacksonienne (Gaz. des sciences médicales de Bordeaux, 1903, p 98).

Anglade et Chacreaux. — Suite d'une fracture du crâne (Société de Neurologie, 1902).

Aldo-Cernezzi. — Riforma medica, 1905, n° 3.

Ascoli. — Ponction exploratrice du cerveau (Riforma medica, 1908).

Adamkiewicz. — Le double centre moteur cérébral (Neu. Centralblatt, 1907).

Antheaume. — Notes sur l'épilepsie consécutive à la trépanation (Revue de Psychiatrie, 1900).

Amunategui. — Considérations cliniques sur la chirurgie crânio-cérébrale (Congrès de Buenos-Aires, 1910).

Ayrolles. — Contribution à l'étude de la crâniotomie à lambeau (Thèse Lyon, 1910).

Bourgeois. — Les épileptiques et la Chirurgie (Thèse Paris, 1904).

Broca et Maubrac. — Traité de Chirurgie cérébrale.

Bonhœffer. — De la signification diagnostique de l'épilepsie jackso-nienne (Berlin. Klin. Wochens. 1906).

Bowby. — Sur les fractures de la base du crâne (British med. Journal, 1907).

Bazy. — Trépanation préhistorique (Soc. de Chirurgie, 1910, p. 696).

Bousquet. — Quelques observations de Traumatismes crâniens (Congrès français de Chirurgie, 1901, p. 330).

Blondin. — Epilepsie traumatique consécutive aux plaies de crâne par armes à feu (Thèse Paris, 1902).

Boutier. — Ponction lombaire dans les traumatismes du crâne (Thèse Paris, 1901).

Boissier. — Epilepsie et trépanation (Arch. de Neurol., 1900, p. 40).

Bout. - Localisation des lésions provocatrices de l'épilepsie (Thèse Bordeaux, 1903).

Barrette. — Fracture du crâne. Epilepsie jacksonienne. Trépanation. Guérison (Année médicale de Caen, 1903).

— Notes sur les traumatismes du crâne (Congrès Français de Chirurgie, 1903).

Broca. — Trépanation pour troubles consécutifs à une fracture crânienne (Gaz. des Hôpitaux, 1902, p. 1169).

— Interventions dans les contusions cérébrales (Société d'obstétrique et de gynécologie, 1909).

Braquehaye. — Etat actuel de la Chirurgie nerveuse.

Bergmann. — Handbuch der praktischen Chir.

— Sem. med. 1900, p. 121.

Bergeron. — Contribution à l'étude des rapports de l'épilepsie avec le traumatisme (Thèse de Paris, 1910).

Bircher. — Contribution au traitement opératoire de l'épilepsie (Centralblatt für Chirurgie, T. 37, 1910).

Cluss. — Résultats éloignés du traitement opératoire de l'épilepsie jacksonienne (Beiträge zur klinisch. Chirurgie, T. 67, 1910).

Custing — Annals of Surgery, 1908. — New-York Med. Journal, 1907.

Cazenavette. — Un cas d'épilepsie jacksonienne (New-Orléans Medical and Surgical Journal, 1908).

Chipault. — Presse médicale, 1902, p. 9.

— Valeur chirurgicale de l'épilepsie jacksonienne (Gazette des Hôpitaux, 1902, p. 610).

— Traité de Le Dentu et Delbet.

— Travaux de Neurologie chirurgicale.

— Société de Neurologie, 5 décembre 1909.

Codrilla. — Technique de la crâniotomie exploratrice (Revue de Chirurgie, 1904, p. 648.

Castiglioni. — Sur la résection crânienne. (Il Morgagni, 1908, p. 457.)

Colley. — Deutsche Zeit. f. chirurgie, 1903, p. 553.

Coosham. — British med. Journ., 1907-1910.

Dieulafoy. — Communication à l'Académie de Médecine, 1901.

Durand. — Lyon médical, 1906, p. 931.

Denoor. — Effets de la trépanation sur les jeunes animaux. V. Congrès de Turin.

Delbet. — Notes sur l'épilepsie jacksonienne traumatique et son traitement (Congrès français de Chirurgie, 1903, p. 219).

— Présentation d'un nouveau trépan (Société de Chirurgie, 1910, p.631).

Devilliers. — Nécessité d'une intervention immédiate dans les traumatismes du crâne (Thèse Paris, 1904).

Drivet. — Localisation des lésions provocatrices de l'épilepsie jacksonienne (Thèse Bordeaux, 1903).

Ehrnrooth. — Influence des traumatismes du crâne sur les maladies de l'encéphale (Archives de Neurologie, 1900).

Elsberg. — Obturation d'une brèche osseuse (Société de Chirurgie de New-York, 1908).

Fœlchen. — Epilepsie guérie par la trépanation (Congrès de Berlin, 1900).

Fœrster. — Contribution à la Chirurgie du cerveau (Berliner Klin. Wochens., 1909).

Frank. — Cas d'épilepsie traumatique (Société de Chirurgie de Breslau, 1909).

— Statistiques de 225 fractures du crâne avec leurs suites éloignées (Beiträge z. Klin. Chirurg., 1910).

Frocé et Rochard. — Société de Chirurgie, 1901, page 932.

Franceschi. — Contribution à l'étude de l'épilepsie jacksonienne (Il Policlinico Sez. pratica 1905, page 1207).

Ferrier. — Epilepsie jacksonienne associée à l'hystérie.

Fœrster. — Epilepsie traumatique par hématome sus-dural. Trépanation (Breslauer Chirur. Gesellschaft, 1909, page 319).

Finsterer. — Réparation hétéroplastique de la dure-mère et son emploi dans le Traitement opératoire de l'épilepsie jacksonienne (Beiträge zur Klin. Chirurgie, 1910, T. 66).

Hirtz et Delamare. — Grands traumatismes crâniens sans fractures. Abcès cérébral (Bulletin de la Société Médicale de Paris, 1902).

Golebiewski. — Atlas and Epitome of Diseases caused by accident, 1900, page 114.

Gayet. — Hystéro-traumatisme avec épilepsie jacksonienne (Lyon médical, 1908, page 289).

Garrett. — Traumatisme crânien (Journal of Surgery, 1910, t. 23).

Genner. -- Jacksonian epilepsy operation (New-Orléans medical and surgical journal, 1909).

Goyanes — Un cas d'épilepsie jacksonienne traumatique (Revista clinica de Madrid, 1909).

Gasporo. — Indications de l'intervention dans l'épilepsie traumatique (Société des Médecins de Styrie, 1909).

Van Gehuchten. — Epilepsie jacksonienne. Trépanation. Guérison (Société belge de neurologie, 1900).

Imbert et Raynal. — Le comblement des brèches des parois crâniennes (Gazette des Hôpitaux, 1910).

Imbert et Dugas. — Les petits traumatismes du crâne (Revue de Chirurgie, 1910).

Ioukelson. — Du traitement opératoire de l'épilepsie jacksonienne (Preclitchevsky Vratch, t. 8, 1909).

Jaboulay. — De l'épilepsie jacksonienne par porencéphalie traumatique (Gazette des Hôpitaux, 1908, pag. 1035).

Krause. — XVIᵉ Congrès (Budapest).
— Traitement de l'épilepsie jacksonienne (Congrès de Berlin, 1903).
— Traitement chirurgical de l'épilepsie jacksonienne (Société de Médecine berlinoise, 1905).
— Congrès de Berlin, 1910.

Korotneff. — Revue de neurologie. 1908, pag. 35.

Kiliam. — Trépanation pour épilepsie jacksonienne (Société de chirurgie de New-York. 1909).

Kirmisson. — Société de chirurgie, 1901, pag. 951.

Kinsford. — Sur l'action de l'écorce rolandique dans ses rapports avec l'épilepsie jacksonienne (The Journal of Mental Science, 1903).

Lucas-Championnière. — Académie de Médecine, 1901.
— Décompression cérébrale par la trépanation et ses indications (23ᵉ Congrès français de chirurgie).

Laborde. — Académie de Médecine, 1901.

Lejonne et Egger. — Traumatisme crânien avec accident méningé (Société de neurologie, 1906).

LORENTZ. — Epilepsie corticale traitée chirurgicalement (Société de neuro-psychiatrie de Moscou, 1900).

LOISON. — Epilepsie traumatique. Trépanation 16 ans après le traumatisme (Société de chirurgie, 1901, pag. 1107).

LENORMAND. — Fracture du crâne. Trépanation. Guérison (Société de chirurgie, 1904).

LATOUR. — La trépanation précoce dans les fractures du crâne (Presse médicale, 1907, pag. 519).

LOTHEISSEN. — Fermeture autoplastique d'une perte de substance traumatique du crâne (Presse médicale, 1908, pag. 597).

LAUGIER. — Trépanation préventive systématique du crâne (Thèse Lyon 1910).

MARION. — Traitement chirurgical de l'épilepsie traumatique (Annales générales de médecine, 1903, p. 651).
— Crâniectomie à la scie de Gigli (Archives générales de médecine, 1904, p. 1025).
— Chirurgie du système nerveux.

MORTON-PRINCE. — Discussion sur l'Artéréognosie (Am. neurological Society, 1909).

MAUCLAIRE. — Un cas d'épilepsie jacksonienne (Gazette des Hôpitaux, 1909, p. 1841).

MENETRIER et BALLET. — Epilepsie jacksonienne (Gazette des Hôpitaux, 1909, p. 970).

MARIO-FASANO. — Crâniectomies pour traumatismes et leurs résultats éloignés (Gazetta degli Ospedali e delle cliniche, 1907, p. 182).

MUNRO. — Boston medical and Surgical Journal, 1904, vol. 150, p. 109.

MAYDL. — Traitement chirurgical des trauma anciens et leurs suites (Casapis cesketo lakarnitva. Prasa, 1900).

MIRAILLÉ. — Localisations cérébrales et épilepsie (Progrès médical, 1902).

MARCHAND. — Epilepsie convulsive consécutive à la trépanation (Revue de Psychiatrie, 1900).

MORESTIN. — A propos d'un cas de prothèse métallique (Société de chirurgie, 1908, p. 222).

PITRES. — Académie de Médecine, 1901.

Pollak. — De la ponction du cerveau (Deut. Zeit. f. Chirur., t. 06, 1910).

— Diagnostic et traitement des fractures du crâne (id. 1910, p. 18).

Peugniez. — Intervention crânienne décompressive (Congrès français de chirurgie, 1901).

Peyrot. — Société de chirurgie, 1900.

Potherat. — Epilepsie jacksonienne par enfoncement de la voûte du crâne (Société de chirurgie, 1906, p. 717).

Picqué. — Epilepsie jacksonienne traumatique. Interventions multiples (Société de chirurgie, 1909, p. 1157).

— Travaux sur la chirurgie des aliénés, 1905.

— Société de chirurgie, 1907.

— Traumatisme crânien (Ann. méd. psycho., 1907).

— Des indications de la trépanation dans les fractures du crâne non ouvertes (Société de Médecine militaire française, 1910).

Peraire. — Société de l'Internat de Paris, p. 797, 1907.

Paon. — Résultats éloignés de la trépanation dans l'épilepsie (Thèse Paris, 1900).

Raymond. — Epilepsie partielle (Archives de neurologie, 1901, p. 987).

— Académie de Médecine, 1901.

Ransohoff. — Annals of surgery, 1910.

Riegel. — Trépanation pour épilepsie jacksonienne (Munchener med. Wochen., t. 57, 1908).

Rossolino. — Revue de neurologie, 1908, p. 909.

Rochard. — Presse médicale, 1902, p. 411.

— Société de chirurgie, 1902, p. 183.

Rivet. — Société médico-chirurgicale de Nantes, 1904, p. 717.

Rome. — Valeur semeiologique de l'épilepsie jacksonienne (Thèse Lyon, 1907).

Robert. — Epilepsie consécutive à la trépanation (Thèse Paris, 1901).

Roqueplo. — De la crâniectomie par la scie de Gigli (Thèse Montpellier, 1904).

Rey. — Contribution à l'étude des résultats de l'intervention chirurgicale dans l'épilepsie jacksonienne (Th. Montpellier, 1901)

Roncali. — Etat actuel de la Chirurgie nerveuse, 1903.

Slocker. — Deux cas de fracture du crâne (Académie méd.-chirurgicale espagnole, 1909).

Sébileau. — Prothèse métallique du crâne (Annales des maladies de l'oreille, du larynx, du nez et du pharynx, 1910).

Schönwerth. — Munchener medizinische Wochenschrift, 1908.

Seppilli. — Valeur séméiologique de l'épilepsie jacksonienne (Riforma medica, 1902, p. 531).

Stertz. — Neu. Centralblatt, 1907, avril, p. 349, mai, p. 393.

Von-Starr. — Opérations plastiques sur la dure-mère (Société des médecins de Styrie, 1909).

Schaack. — Etude de la chirurgie crânio-cérébrale (Beiträge zur klinische Chirurgie, 1910).

Schvaartz. — Epilepsie jacksonienne. Large crâniotomie avec suture de la dure-mère au péri-crâne. Guérison (Société de Chirurgie, 1901).

Soutton. — Remarque sur l'épilepsie jacksonienne à l'occasion d'un cas peu ordinaire (Revue de Neurologie, 1900, p. 284).

Schurmeier. — Trait. chirurg. précoce des fractures du crâne (Soc. de Médecine de l'Illinois, 1910).

Shuller. — (Wiener medizinische Wochen., 1908).

Souques. — Traitement des épilepsies symptomatiques par la trépanation (Congrès français de médecine, 1910).

Schultze-Berger. — Guérison de l'épilepsie jacksonienne par la trépanation (Arch. f. klin. Chir. Bd 72, 1904).

Tilmann. — Traitement chirurgical de l'épilepsie traumatique (Archives für. Klin. Chirurgie, 1910, t. 92).

— Traitement chirurgical de l'épilepsie (Congrès de Berlin, 1910).

— Medizinische Klinik., 1908 (Lésions Anatomiques dans l'épilepsie traumatique).

Taruffi. — Epilepsie jacksonienne et hémiparésie gauche par pachyméningite traumatique. Crâniotomie exploratrice (Il Policlinico pratica, 1907. An. 14, p. 223.

Thaon. — Méningite avec fracture du crâne ignorée (Société Anatomique, 1909).

Vergé. — Progrès médical, 1910.

Vincent. — Du traitement rationnel des fractures du crâne (Revue de chirurgie, 1909).

VORKOSTNER. — Difficulté des indications opératoires dans l'épilepsie jacksonienne (Berliner Klin. Wochen., 1903).

VILLAR. — Pseudo-kystes sus-dure-mériens consécutifs à des traumatismes anciens du crâne (Congrès de chirurgie français, 1903, p. 201).

VIOLLET. — Contribution à l'étude des rapports du traumatisme avec l'aliénation mentale (Thèse Paris, 1903).

VIGNES. — Valeur diagnostique et thérapeutique de la ponction lombaire (Thèse Bordeaux, 1906).

URQUHART et ROBERSTON. — Un cas d'épilepsie traumatique à une lésion du lobe frontal (The Journal of Ment. Science, 1902).

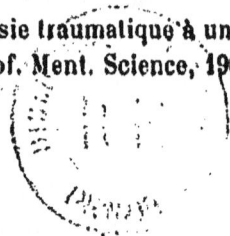

www.ingramcontent.com/pod-product-compliance
Lightning Source LLC
Chambersburg PA
CBHW071151200326
41519CB00018B/5187